AF549420

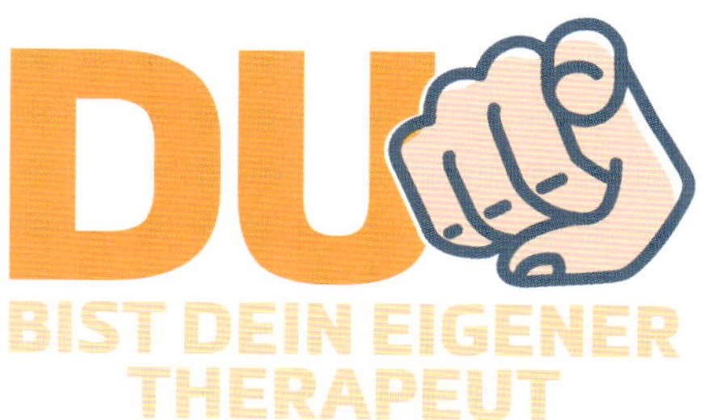
DU
BIST DEIN EIGENER
THERAPEUT

Andreas Alt • Bernard C. Kolster

Nacken-schmerzen

Wie ich meine Beschwerden selbst in drei einfachen Schritten in den Griff bekomme

KVM – Der Medizinverlag

Ich habe Schmerzen

Meine Schmerzintensität ist momentan gering → **Schmerzprogramm A** S. 76

Meine Schmerzintensität ist momentan moderat → **Schmerzprogramm B** S. 80

Meine Schmerzintensität ist momentan stark → **Schmerzprogramm C** S. 84

Akute Schmerzen durch starre Kopfhaltung am Arbeitsplatz → **Pausenprogramm** S. 88

Meine Bewegungen sind durch Schmerzen, Muskelschwäche oder Steifigkeit eingeschränkt

Ich kann meinen Kopf nicht drehen → **Funktionsprogramm A** S. 100

Ich kann meinen Kopf nicht vorbeugen oder strecken → **Funktionsprogramm B** S. 104

Ich kann nicht lange sitzen oder meinen Kopf in einer Position halten → **Funktionsprogramm C** S. 108

Ich möchte vorbeugend aktiv sein und meinen Nacken stärken → **Funktionsprogramm D** S. 112

Ich habe Angst vor Bewegungen und vermeide sie

Ich habe Angst, meinen Kopf zu drehen → **Verhaltensprogramm A** S. 122

Ich habe Angst, meinen Kopf vorzubeugen oder zu strecken → **Verhaltensprogramm B** S. 126

Ich habe Angst, lange zu sitzen oder in angespannter Haltung zu sein → **Verhaltensprogramm C** S. 130

Ich möchte mich sorgenfrei und entspannt bewegen → **Entspannungsprogramm** S. 134

Inhalt

Vorwort 6

Einleitung 8

Die Funktionen des Halswirbelsäule 15

Schmerz 23

Die drei Wege zur nachhaltigen Schmerz- und Beschwerdefreiheit 59

- Dein Werkzeugkasten 61
- Das Schmerzprogramm 73
- Das Funktionsprogramm 93
- Das Verhaltensprogramm 117

Die Übungen 139

Schlusswort 182

Literaturnachweise 184

QR-Codes 191

Vorwort

Unser Plan, einen Ratgeber zur Eigentherapie von Nacken- und Halswirbelsäulenbeschwerden zu entwickeln, kam durch unsere Erfahrung im alltäglichen Praxisbetrieb zustande. Die Physiotherapie ist inzwischen für Nackenbeschwerden ein nicht mehr wegzudenkender Qualitätsfaktor im Gesundheitswesen. Was ist jedoch, wenn deine Nackenbeschwerden nicht durch die bekannten Empfehlungen und Maßnahmen verschwinden?

Heutzutage wissen wir, dass die allseits bekannten Methoden zur Bekämpfung von Nackenschmerzen durch neue Therapieformen ersetzt werden müssen. Denn wer gegenwärtig noch ausschließlich auf Massagen, Schmerzmedikamente, das vermeintliche Einrenken von Gelenken der Wirbelsäule oder harte Einheiten im Fitnessstudio vertraut, hat ein Problem. Diese Methoden sind nicht effektiv, weil sie nicht an den Ursachen der Beschwerden ansetzen. Zudem haben sie keine langfristige Wirkung. Die Wiederkehr deiner Nackenbeschwerden ist damit kaum vermeidbar.

Die moderne Wissenschaft in der Schmerzphysiotherapie zeigt es ganz deutlich: Nicht der Schmerz selbst ist das Problem, sondern dessen Ursache! Nun wirst du denken: „Die Ursache ist doch ganz klar: Die Wirbel meiner Halswirbelsäule sind verschoben oder blockiert, die Bandscheibe ist verrutscht oder die Halswirbelsäule ist einfach abgenutzt und damit nicht mehr zu gebrauchen." Diese Gedanken sind nachvollziehbar, weil sie sehr einfach und klar vorstellbar wirken. Zudem stimmt es auch, solche Ursachen gibt es tatsächlich, doch in Wirklichkeit sind sie weitaus seltener, als du denkst. Nur etwa 10 Prozent aller Nackenbeschwerden sind auf solche körperlichen Schäden zurückzuführen und nur etwa ein Prozent gehen mit schwerwiegenden Verletzungen einher! Das Verwirrende dabei ist, dass gerade die Ursachen, welche am häufigsten genannt werden, die seltensten sind. Ein ausgerenkter Halswirbel z. B. bedeutet höllische Schmerzen, eine drohende Querschnittslähmung und den direkten Weg in die Intensivstation. Ein Glück, dass diese Verletzung nur weniger als ein Prozent aller Nackenbeschwerden ausmacht!

Viel häufiger sind die Gründe unserer Beschwerden ganz anders. Zu viel Druck von außen auf die eigene Belastbarkeit, immer größere Erwartungen an sich selbst und das kaum erlöschende Gefühl von „Da-geht-noch-Mehr" bestimmen unseren Alltag. Dabei stehen die überdauernden gesundheits- und belastbarkeitsfördernden Aktivitäten hinten an – weil sie vielleicht nicht bekannt sind oder die Idee fehlt, was konkret und in welchem Maße wir tun sollten.

Um die Ansätze zur Selbstbehandlung zu verstehen und deine Nackenbeschwerden wirksam zum Verschwinden zu bringen, solltest du deine Aufmerksamkeit den Inhalten dieses Buches schenken. Diese wurden von zahlreichen Patienten geprüft und für einmalig effektiv befunden. Nutze also die Chance, die für dich zur Lösung deiner Beschwerden bereitsteht. Wir wünschen dir, dass du nie wieder einen Schritt in Richtung deines Arztes oder Physiotherapeuten setzen musst, weil du deine Nackenbeschwerden selbstständig überwinden konntest – getreu dem Motto dieses Ratgebers: „Hilf dir selbst!"

Zu guter Letzt bleibt noch unsere Bitte an dich, deine Erfahrungen mit den Selbstbehandlungsprogrammen mit uns zu teilen. Wir freuen uns auf dein Feedback!

Mit besten Grüßen
Andreas Alt und Bernard C. Kolster

Einleitung

Der Nackenschmerz ist ein seit Jahrzehnten zunehmendes gesundheitliches Problem. Es sticht, es brennt oder es drückt bei unterschiedlichen Aktivitäten im Alltag, Beruf oder beim Sport (Hoy et al. 2014, Todd et al. 2019). Der so wahrnehmbare und oft stark limitierende Schmerz ist geprägt von verschiedenen Zeiträumen und Ursachen. So gehst du vielleicht deiner beruflichen Tätigkeit im Büro nach und quälst dich seit Langem und immer wieder mit ziehenden, „drückenden" Nackenschmerzen. Dein gleichaltriger Kollege hingegen klagt nur selten – und wenn, dann eher kurz über ein „Ziehen" im Nackenbereich, welches nach einigen Tagen bis Wochen wieder verschwindet. Hinzu kommt ein dritter Kollege, der ebenfalls schon über „stechende" Nackenschmerzen klagte, die bei ihm aber nach drei Tagen verschwanden. Diese Situationen sind unser alltägliches, medizinisches Themengebiet. Die Liste ist mit den unterschiedlichen Leidensberichten der Betroffenen gefüllt, und es zeigen sich immer die drei hervorstechenden Fragen: „Was ist an meiner Halswirbelsäule kaputt?", „Woher kommen die Schmerzen?" und „Wieso werden sie nicht besser?"

Doch warum treten solche Nackenbeschwerden immer wieder auf und wieso leiden Sportler, Handwerker und Bürotätige alle an Nackenschmerzen? Es scheint gerade so, als wären die meisten Versuche zur Abhilfe unwirksam (DEGAM 2016). Wir fragen die Patienten, wie denn ihre Versuche, die Beschwerden zu reduzieren, ausgesehen haben. Der ärztliche Erstkontakt wird regelmäßig als Start erwähnt, gefolgt von der Überweisung zum Physiotherapeuten. Der Arzt stellt eine meistens eher als „nichtssagend" einzustufende Diagnose wie etwa das „Halswirbelsäulen(HWS)-Syndrom". Nur sehr selten findet der Arzt einen Bandscheibenvorfall, eine Fraktur, eine gefährliche Infektion oder schwerwiegende Erkrankung der Halswirbelsäule, wie z. B. eine schwere Form der Spondylose oder Myelopathie (DEGAM 2016, McCartney et al. 2018). In der Physiotherapie werden dann anschließend die Halswirbel mobilisiert, die Hals- und Nackenmuskeln massiert oder getriggert. Manchmal nehmen die Schmerzen ab, doch häufig nicht mal das. Stattdessen kommen die Beschwerden zurück und meistens bleibt das Muster deines Alltags gleich: Der Beruf stresst, die Familie braucht Hilfe und der Sport wird immer weiter reduziert.

Wie häufig kommst du zur Physiotherapie und wirst nach deinen alltäglichen Lebensumständen befragt? Nie? Wird stattdessen erst einmal deine Halswirbelsäule mobilisiert, oder werden deine angeblich blockierten Wirbel mit einem kräftigen „Rücken" bearbeitet? Wenn das so ist, bleiben die heute bekannten Ursachen von Nackenbeschwerden „außen vor" und die entsprechenden Therapiemethoden ungenutzt. Und das ist der Punkt: Heutzutage wissen wir um die Komplexität der Nackenschmerzen viel besser Bescheid als noch vor einigen Jahren. Häufig sind die Methoden und Empfehlungen zur Therapie von Nackenbeschwerden überholt und nicht mehr zutreffend.

Wir wissen inzwischen, dass vor allem der Lebensstil und die Einwirkungen des alltäglichen Umfelds für die Entstehung der Nackenbeschwerden zu nennen sind. Dies bestätigen zahlreiche Forschungen (Bier et al. 2018, DEGAM 2016, McCartney et al. 2018). Doch was heißt das? Wir leben in einer Leistungsgesellschaft, die fast ausschließlich mit der Perfektion des Alltags einhergeht. So geht es z. B. um die herausragende berufliche Leistung, den „zielführenden" Umgang mit Freundschaften, die perfekte Familie oder das Immer-besser-Werden im Sport. Was fehlt, ist das gesunde Maß. Das bezieht sich auf die Verarbeitung von einwirkenden Reizen von außen, die sich stattdessen zum Stress steigern und eben nicht mehr „gesund" verarbeitet werden. Damit verbunden sind meist auch die Reduktion entspannender und ausgleichender Aktivitäten, wie z. B. Bewegung, und eine energieraubende anstatt einer gesunden Verarbeitung von Sorgen. Fehlinformationen über die Belastbarkeit der Wirbelsäule oder über die im Zusammenhang mit Nackenbeschwerden oft erwähnten Risiken steigern den negativen Verarbeitungsprozess weiter (Bier et al. 2018). Warum dies explizit erwähnt wird? Weil es an der Zeit ist, mit alten Mythen aufzuräumen und dir die nachhaltige Form der Therapie von Nackenbeschwerden für den Eigenbrauch zu ermöglichen.

Zehn Mythen über Nackenschmerzen

Mythos 1

Büroarbeit verursacht keine Nackenschmerzen!

Falsch! Lange Stunden vor dem Computer während der Arbeits- oder Freizeit sind eine Hauptursache für chronische Nackenschmerzen! Die Schmerzen sind Folge der einseitigen und unausgewogenen Beanspruchung der Halswirbelsäule und Nackenmuskulatur (Jun et al. 2017).

Mythos 2

Nackenschmerzen kann man nicht vermeiden!

Falsch! Regelmäßige und zielgerichtete Bewegung sowie ein individuelles Schmerzmanagement können Nackenschmerzen nicht nur für kurze Zeit, sondern vor allem langfristig lindern und sogar verhindern (Blanpied et al. 2017).

Mythos 3

Massagen oder das „Einrenken" von Wirbelgelenken beheben die Ursachen der Nackenbeschwerden!

Falsch! Hierbei handelt es sich lediglich um eine Behandlung der Symptome, in diesem Fall „Schmerz“. Die schmerzfördernden Umstände und Reize, wie Stress, Bewegungsarmut, muskuläre Schwächen oder einfach die Angst vor Schäden an der Wirbelsäule durch z. B. das „Überstrecken“ der Halswirbelsäule, werden dabei nicht berücksichtigt (Cresswell et al. 2020).

Mythos 4

Ausgerenkte Wirbelkörper lassen sich jederzeit vom Arzt oder Physiotherapeuten „einrenken“!

Falsch! Wenn ein Wirbel tatsächlich ausgerenkt ist, kommt dies einem medizinischen Notfall und einem Fall für die Intensivstation gleich. Ohne massive Unfallvorgänge oder schwerwiegende Vorerkrankungen, wie z. B. Knochenschwund (Osteoporose), können Wirbelkörper nicht ausrenken und müssen demnach auch nicht eingerenkt werden (Jackson 1992).

Mythos 5

Wenn die Halswirbelsäule beim Einrenken „knackt“, sind die Wirbel eingerenkt!

Falsch! Die Wirbel sind nicht ausgerenkt und müssen daher nicht eingerenkt werden (Bier et al. 2018). Wenn es knackt, liegt das am Entweichen eines Unterdrucks. Zwischen den inneren Körperteilen (Muskeln, Bindegewebe, Fett usw.) befindet sich Flüssigkeit, welche eine klebende Wirkung auslöst. Durch einen schnell und stark ausgeführten Druck auf die betreffende Struktur, z. B. der Muskelbereich neben der Wirbelsäule, entweicht der Unterdruck, dies resultiert in einem knackenden Geräusch (Unsworth et al. 1971). Denselben Effekt kannst du leicht mit zwei flachen Gegenständen wie Spiegeln, die du mit einem Tropfen Wasser dazwischen aufeinanderlegst und anschließend plötzlich auseinanderreißt, veranschaulichen.

Mythos 6

Nackenschmerzen verschlimmern sich mit dem Alter!

Falsch! Alle Altersgruppen sind von Nackenschmerzen betroffen. Nackenbeschwerden hängen nicht vom Alter ab, sondern von den Lebensumständen. Insbesondere eine monotone, einseitige Beanspruchung der Nackenmuskulatur, wie sie am Büroarbeitsplatz üblich ist, ein Mangel an Bewegung und Stress begünstigen das Auftreten von Nackenschmerzen (Fejer & Leboeuf-Yde 2012).

Mythos 7

Eine geringe Ungleichheit deiner Wirbelsäule ist Ursache für Nackenschmerzen!

Falsch! Die Wirbelsäule ist nie perfekt geformt, weil sie individuell konzipiert ist. Ähnlich verhält es sich mit der Haarfarbe, der bevorzugten Hand (Links- oder Rechtshänder) oder der Gesichtsform (Bogduk & Mercer 2000).

Mythos 8

Bandscheiben rutschen aus der Wirbelsäule!

Falsch! Bandscheiben können nicht aus der Wirbelsäule gleiten wie ein Stück Seife aus der Hand. Das Problem eines sogenannten Bandscheibenvorfalls besteht im Austreten von innerem Bandscheibenmaterial. Dieses drückt dann auf die Nervenwurzel und verursacht so den Schmerz oder die Irritation des Nerven (Kribbeln, Brennen, Taubheit) (Ikemoto et al. 2019).

Mythos 9

Eine Operation ist die beste Therapiemaßnahme für Nackenschmerzen!

Falsch! Ein chirurgischer Eingriff ist in der Regel der letzte Ausweg bei Nackenschmerzen, da Operationen mit verschiedenen Risiken und einem langen Genesungsprozess einhergehen. Neben der operativen gibt es viele konservative Therapiemöglichkeiten, die eine wirksame Linderung ohne diese Risiken bieten. Heutzutage werden bevorzugt konservative Therapiemaßnahmen eingesetzt, um Nackenschmerzen langfristig zu lindern (Bier et al. 2018).

Mythos 10

Der menschliche Körper ist vergleichbar mit einer Maschine!
Falsch! Der Mensch ist ein fühlendes, träumendes, individuell denkendes, empathisches Lebewesen und sein Körper ist nicht mit der Funktionsweise einer Maschine abzubilden. Genauso wichtig wie die körperliche Funktion ist daher die Beachtung der Psyche bei der Behandlung körperlicher Beschwerden (Bier et al. 2018). Außerdem reagieren Menschen auf moderate Stressreize nicht mit Zerbrechen oder Schaden, wie es z. B. bei einem Auto der Fall wäre. Stattdessen kann sich unser Körper anpassen und leistungsfähiger werden. Diese Anpassung ist das Grundprinzip von jedem körperlichen Training und ermöglicht uns, mit den Belastungen zu wachsen und sie in Zukunft besser zu bewältigen (Kitaoka 2014).

Sind die meisten Nackenbeschwerden gefährlich? Nein. Die allermeisten Nackenbeschwerden sind nicht auf körperliche Schäden, sondern auf das erwähnte Muster unseres heutigen Lebensstils zurückzuführen. Darum weisen auch Nackenschmerzen nicht zwingend auf klassische Verletzungen deiner Halswirbelsäule, wie etwa einen Bandscheibenvorfall, hin. Selbst wenn dein Nacken einmal überlastet ist, liegt diese meistens an einer Überreizung der Muskulatur oder an einer Verarbeitungsstörung deines Nervensystems [➜ „Schmerzeinteilung“ S. 23].

In diesem Buch lernst du, wie du deine Nackenbeschwerden effektiv und nachhaltig **selbst beurteilen** und **behandeln** kannst. Dafür verwenden wir drei wichtige Wege:

- → Schmerzmanagement
- → Optimierung deiner Bewegungsabläufe
- → Umgang mit Nackenbeschwerden durch das richtige Verhalten

Die Therapiemethoden entsprechen den aktuellen und vielseitig geprüften, wissenschaftlichen Erkenntnissen.

Um deine Nackenbeschwerden bewältigen zu können, wird neben den drei Lösungswegen noch eine zielführende Analyse gebraucht. Daher wird dir vor jeder Durchführung der vorgestellten Therapieprogramme eine Selbsteinschätzung deiner Beschwerden empfohlen. Diese Selbsteinschätzung unterscheidet sich von klassischen Untersuchungen, weil die Zurückgewinnung deiner aktiven Fähigkeiten im Vordergrund steht. Die alleinige Minderung deiner Symptome ist nicht ausreichend. Die Selbsteinschätzungen sind an typische Einschränkungen durch deine Nackenbeschwerden angelehnt, wie z. B. die Intensität deines Schmerzes beim Drehen des Kopfes. Du selbst definierst also deine Untersuchung! Danach richtet sich dann dein spezifisches Therapieprogramm [➦„Praxisteil" ab S. 57]. Ebenso findest du in diesem Buch Hinweise, deine Lebensweise zu verbessern. Hier spielt die Ernährung eine wichtige Rolle. Schmerz und Ernährung sind eng miteinander verbunden, und man erreicht über die Ernährung wertvolle Effekte zur Schmerzbekämpfung. Wusstest du, dass rotes Fleisch oder Wurstwaren Entzündungsprozesse im Körper fördern [➦„Lebensführung" S. 52]?

Ein gesunder Nacken benötigt ein langfristiges Management in eigenverantwortlicher Regie und es gibt eine Person, die dir langfristig helfen kann: Das bist du selbst!

Die Funktionen der Halswirbelsäule

Wie funktioniert deine Halswirbelsäule? Die Antwort auf diese Frage ist von der menschlichen Evolution geprägt. Wir wissen aus entsprechenden wissenschaftlichen Untersuchungen, dass sich der Mensch schon vor ca. 3,6 Millionen Jahren zunehmend vom Vier- zum Zweibeiner entwickelt hat. Die Entwicklung zum aufrechten Gang bezeichnet man als „Bipedie". Interessant dabei sind die für uns ausschlaggebenden, anatomischen Veränderungen (Stringer 2002). Wir Menschen mussten uns körperlich fortwährend an die neuen Bedingungen des aufrechten Gangs anpassen. Dies hat bis heute deutliche Auswirkungen auf unsere Belastbarkeit. Allein die veränderte Kraftverteilung auf vorher vier und dann auf zwei Beine zeigt die Notwendigkeit einer Anpassung. Nicht nur die Belastbarkeit, auch unser Gleichgewicht wird durch den aufrechten Gang stärker gefordert, denn jetzt muss der Körper über einer kleineren Fläche balanciert werden. Für unser Gleichgewicht spielt die Halswirbelsäule gemeinsam mit anderen Strukturen eine bedeutsame Rolle, denn sie (genauer gesagt die tiefe Nackenmuskulatur) informiert unseren Körper darüber, wie unser Kopf zum Körper und im Raum steht. Außerdem wurde die Halswirbelsäule über die Zeit immer beweglicher, damit wir den Kopf in alle Richtungen drehen und beugen, uns orientieren und Gefahren frühzeitig erkennen können.Der aufrechte Gang stellte also zusätzliche Anforderungen an die Halswirbelsäule. Natürlich sind diese vermeintlichen Nachteile durch die Evolution nicht nur schlecht. Wir erhielten dadurch auch enorme Vorteile, im Gegensatz zu anderen „Tieren": Die Unabhängigkeit der Arme und Hände verhalf uns zu viel mehr Fähigkeiten. Wir können komplexe mechanische Aufgaben erledigen, wie z. B. Schreiben, Basteln oder Handwerken. Unsere Halswirbelsäule ist in der Lage, kleine und hochpräzise Bewegungen auszuführen, und für das Tragen unseres Kopfes konstruiert – nicht unbedingt eine leichte Aufgabe, wenn man bedenkt, dass der Kopf beim Mann ca. 4 kg und bei der Frau ca. 3,4 kg wiegt (Clemens 1972). Für langandauernde Ruhe und einseitige Belastung, wie es die PC-Arbeit darstellt, ist die Halswirbelsäule allerdings nicht konzipiert. Nachdem wir also mittlerweile zum ausdauernden, vielseitigen und aufrecht gehenden Menschen entwickelt sind, stoßen wir seit einigen Jahrhunderten auf ein weiteres Problem: Wir sitzen zu viel! Und wundern uns, warum unser Körper daraufhin rebelliert. Zur Verdeutlichung: Wer acht Stunden lang am Tag sitzt, benötigt mindestens 60 Minuten dauerhafte Aktivität, also z. B. Laufen, um das Sitzen zu kompensieren (Grabovac & Dorner 2019).

Die Wirbelsäule und ihre Abschnitte

Die Wirbelsäule ist ein komplexes Körperteil mit vielen unterschiedlichen Funktionen. Wie diese ermöglicht werden, lässt sich anhand der Wirbelsäulenabschnitte erklären [👁 Abb. 1].

Halswirbelsäule – Unter deinem Kopf befindet sich die Halswirbelsäule, die aus sieben Wirbeln besteht. Diese Wirbel schützen den Hirnstamm, das Rückenmark und wichtige Blutgefäße, die durch die seitlichen Ausbuchtungen der Halswirbel verlaufen. Außerdem stützen sie den Schädel und ermöglichen eine ausgeprägte Kopfbeweglichkeit (Hochschild 2015). Tatsächlich ist die Halswirbelsäule der beweglichste Wirbelsäulenabschnitt.

Brustwirbelsäule – Unterhalb des letzten Halswirbels (C7) befinden sich 12 Brustwirbel. Die Rippenansätze unterstützen die Stabilität der Brustwirbelsäule. Der Brustkorb schützt viele lebenswichtige Organe.

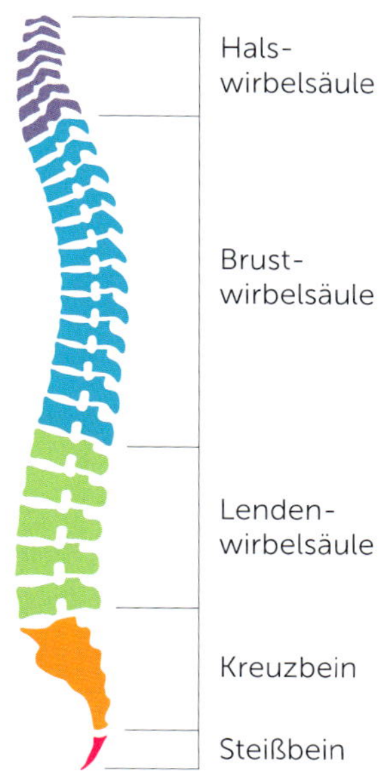

Abb. 1 Wirbelsäule und ihre Abschnitte.

Lendenwirbelsäule – Im unteren Teil deines Rückens findest du die Lendenwirbelsäule, die aus fünf Wirbelkörpern besteht. Die Lendenwirbel sind die massivsten Wirbel des Menschen und tragen einen großen Teil der Gesamtmasse des Körpers. Diese Region erlaubt mehr Bewegungsspielraum als die Brustwirbelsäule, aber weniger als die Halswirbelsäule (Hochschild 2015).

Kreuzbein – Das Kreuzbein (Sakrum) ist über ein bewegliches Gelenk mit dem letzten Lendenwirbel (L5) verbunden und besteht aus fünf miteinander verschmolzenen Knochen. Seitlich am Kreuzbein befinden sich die Darmbeinschaufeln. Das Kreuzbein bildet daher den Übergang zwischen der Wirbelsäule und dem Beckengürtel. Direkt unterhalb des Kreuzbeins befinden sich fünf weitere Knochen, die zum **Steißbein** zusammengewachsen sind (Hochschild 2015, Saraceni et al. 2020).

Du erfährst und nutzt die Funktionen deiner Halswirbelsäule jeden Tag!

Fangen wir doch einmal ganz zu Beginn eines neuen Tages an: Wahrscheinlich gehst du einer beruflichen Tätigkeit nach, der du schon morgens nachkommen musst, oder du möchtest deine Kinder betreuen. Dein Wecker klingelt also frühmorgens und du drehst deinen Kopf zum Wecker, um nach der Zeit zu schauen. Es ist schon spät und du beschließt, direkt aufzustehen. Dazu rotierst du deinen Oberkörper in Richtung Bettkante, bevor du ihn mit einer kleinen Seitneigung in die waagerechte Position rückst. Anschließend schaust du nach unten zur Schublade mit den Socken. Du greifst dir ein Paar und ziehst es dir über die Füße, bevor du dich wieder in die Aufrechte streckst. Dein Blick wandert nun nach oben zur Kleiderstange und du suchst dir ein Oberteil aus. Wunderbar. Die erste Funktion, nämlich die **dreidimensionale Beweglichkeit deiner Wirbelsäule – Drehen, Beugen Strecken –** hast du nun schon genutzt. Gleichzeitig kontrolliert und stabilisiert die Halswirbelsäule deine Kopfstellung, sodass du den Kopf in verschiedenen Positionen halten und ganz kleine und präzise Bewegungen ausführen kannst.

Anschließend nimmst du deine restlichen Kleider, wirfst sie über die Schulter und gehst ins Badezimmer, um deiner Morgenhygiene nachzugehen. Interessanterweise geschieht dies trotz des aufrechten Gangs und der zusätzlichen Last deiner mitgenommenen Kleidungsstücke, ohne dass du die Balance verlierst und hinfällst. Nachdem du nun fertig bist, blickst du erneut auf die Uhr und gerätst unter Zeitdruck. Du entscheidest dich, heute mit dem Auto in die Arbeit zu fahren und steigst direkt ein. Beim Beschleunigen des Autos merkst du, wie dein gesamter Oberkörper in den Sitz gedrückt wird – dein Kopf allerdings bleibt in der gleichen Position, sodass du weiterhin die Straße im Blick hast. So einfach offenbaren sich weitere Funktionen, die durch deine Halswirbelsäule initialisiert werden, nämlich die **Unterstützung der Balance**, die **Umsetzung des aufrechten Gangs** und die **Stabilisation des Kopfes**.

Eine wesentliche Funktion deiner Halswirbelsäule fehlt noch – die **Schutzfunktion**: Du bist etwas in Eile, fährst also schneller und bemerkst den Stau auf der Autobahnauffahrt erst zu spät, sodass du plötzlich abbremsen musst. Mit einem heftigen Ruck wirst du nach vorne und wieder zurück in den Sitz gedrückt. Zum Glück ist nichts passiert! Du hast deinen Kopf, blitzschnell reagierend, nach vorne gebeugt und vor dem Stoß an der Kopflehne bewahrt. Außerdem hat deine Halswirbelsäule deine Nervenwurzeln und Blutbahnen vor den äußeren Stoßbelastungen geschützt.

Kontrolle, Koordination, Kraft

Die Funktionalität deiner Halswirbelsäule hängt bei Weitem nicht nur mit der Beweglichkeit zusammen (Bogduk & Mercer 2000, Penning 1978). Genauso relevant dafür sind folgende Komponenten:

→ **Bewegungskontrolle**, d. h. die Ansteuerungs- und Ausführungsqualität einer Bewegung (Hidalgo-Pérez et al. 2015)
→ **Koordination**, d. h. die Abstimmung und Zuordnung unterschiedlicher körperlicher Prozesse, z. B. Reaktion, Balance, Orientierung (Tsang et al. 2013)
→ **Kraft**, d. h. die Überwindung von Widerständen in alle möglichen Bewegungsrichtungen sowie die Fähigkeit zur Stabilisation deiner Halswirbelsäule durch deine Nacken- und Halsmuskulatur (Streifer et al. 2019)

Alle diese Elemente ermöglichen dir in Kombination die Funktionalität und damit auch die Belastbarkeit deiner Halswirbelsäule. Egal ob im Alltag, Beruf oder im Sport, die Belastbarkeit deiner Halswirbelsäule ist essenziell. Die feine Abstimmung der unterschiedlichen Muskelsysteme wird durch ihre Komplexität ersichtlich. Die Muskulatur wird nach ihrer Lage in eine oberflächliche und tiefe Muskelschicht sowie in die Hals- und Nackenmuskulatur eingeteilt. Die oberflächliche Halsmuskulatur wird von dem breitflächigen M. sternocleidomastoideus gebildet, der in erster Linie für die Drehung und Streckung des Kopfes zuständig ist. Die tiefe Muskelschicht umfasst die

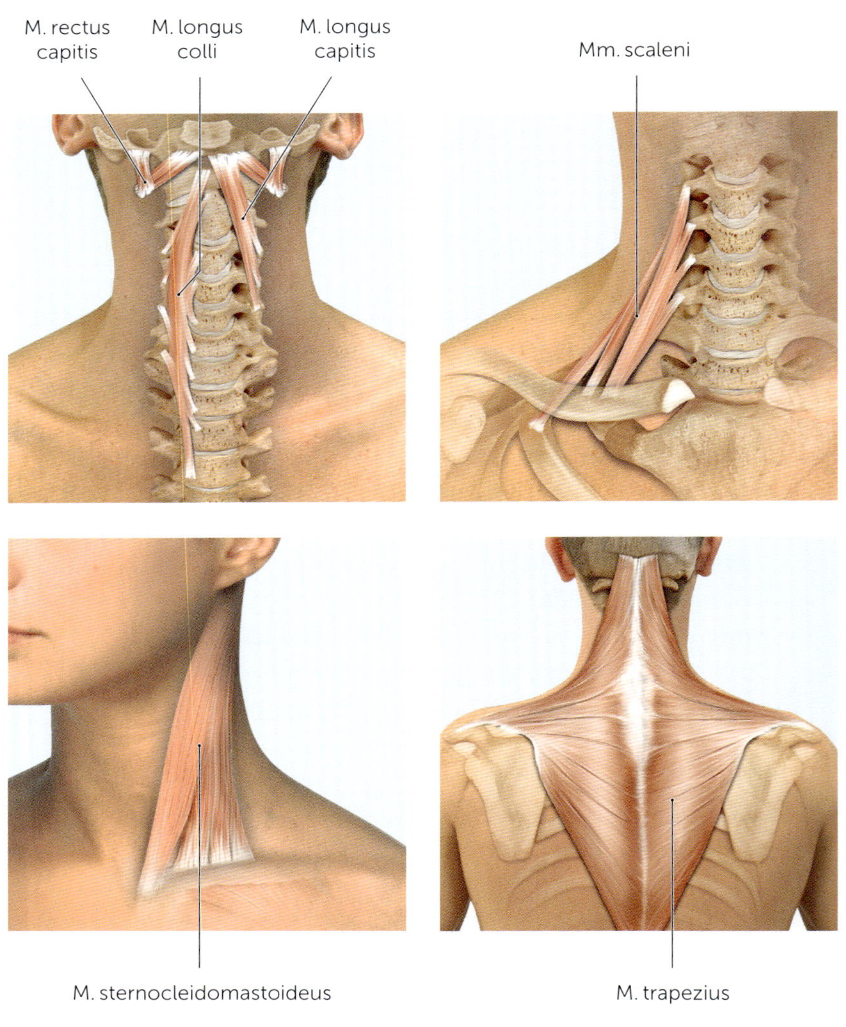

Abb. 2 Die wichtigsten Nacken- und Halsmuskeln.

Scalenusgruppe (M. scalenus anterior, M. scalenus medius, M. scalenus posterior) und die prävertebrale Muskulatur. Die prävertebrale Muskulatur besteht wiederum aus vier kleineren Muskeln, die vor der Wirbelsäule verlaufen, dem M. longus capitis, M. longus colli, M. rectus capitis anterior und lateralis. Die tiefe Halsmuskulatur ist für die Vorbeugung und Seitneigung der Halswirbelsäule zuständig. Zwar sind diese Muskeln eher klein, aber in ihrer Funktion sehr wichtig. Sie bilden die Gegenspieler zu den großen und breitflächigen Kopfstreckern. Außerdem sind sie bei der Stabilisation der Kopfstellung gefragt. Daneben gibt es noch die Nackenmuskulatur. Diese befindet sich auf der Rückseite deines Halses und besteht im Wesentlichen aus dem großflächigen M. trapezius. Der Trapezmuskel zieht die Schulterblätter nach oben, z. B. beim Tragen einer schweren Tasche, und unterstützt das Drehen und Strecken deines Kopfes. Der M. trapezius besitzt drei Anteile, die Pars descendens ist der prominenteste und auch als großer Nackenmuskel bekannt [Abb. 2].

Wichtig ist das Zusammenspiel von Beweglichkeit, Bewegungskontrolle, Koordination, Kraft und Ausdauer – und zwar schon für viele banale Alltagstätigkeiten. So benötigst du z. B. beim Autofahren nicht nur Beweglichkeit, um beim Einparken über die Schulter nach hinten zu schauen, sondern auch Koordination, um deinen Kopf gezielt zu bewegen und beispielsweise mit deinem Blick dem Radfahrer zu folgen. Die Bewegungskontrolle ist wichtig, um beim Beschleunigen deine Kopfposition zu stabilisieren, und natürlich Kraft, um deinen Kopf in allen Positionen halten zu können. Wenn du deinen Kopf über einen langen Zeitraum entgegen der Schwerkraft halten musst, benötigst du außerdem Ausdauer.

Um deine Nackenbeschwerden therapieren zu können, benötigst du zu Beginn eine Analyse deiner Schwächen. Diese wird dir helfen, deine Chancen zu erkennen und gleichzeitig deine Sorgen und Ängste bei der Halswirbelsäulenbelastung, wie z. B. durch das Drehen des Kopfes zur Seite, zu reduzieren. Wir nennen dies „Selbsteinschätzung".

ℹ Das Zusammenspiel der Muskulatur

Das Zusammenspiel und die Kräftebalance zwischen den vorderen, eher kleinen Halsbeugern und den Gegenspielern, den großen Kopfstreckern, sind für einen gesunden Nacken wichtig. Belasten wir eine Muskelgruppe stärker als die andere, kann eine schmerzhafte Anspannung der Muskulatur resultieren. So kann z. B. der M. trapezius am Büroarbeitsplatz unangenehm auffallen, da die typische Arbeitshaltung vor allem unsere Nackenmuskulatur beansprucht und zu einer verstärkten Anspannung des Trapezmuskels führt. Die tiefen Halsbeuger werden dagegen kaum aktiviert. Warum? Während der Arbeit am Schreibtisch oder Bildschirm strecken wir den Kopf nach vorne, wobei das Gewicht des Kopfes (ca. 3,4–4 kg!) nicht mehr über, sondern vor der Halswirbelsäule liegt. Dieses Gewicht wird dann nicht mehr von der Wirbelsäule, sondern vor allem vom Trapezmuskel gehalten. Auch der oberflächliche M. sternocleidomastoideus, der seitlich am Hals verläuft, kann sich durch die typische Arbeitsplatzhaltung durch Anspannung bemerkbar machen. Bei der vorgestreckten Kopfposition ist er, genau wie der Trapezmuskel, aktiv und streckt den Kopf zusätzlich nach hinten in den Nacken, sodass der Blick weiterhin nach vorne ausgerichtet ist. Das Nervensystem lernt durch den häufigen Gebrauch der Muskeln, sie effektiver anzusteuern und in einen Zustand der Anspannung zu versetzen. Dabei ist das Nervensystem so effizient, dass diese Muskeln sehr schnell anspannen, wodurch Schmerzen und Steifigkeit entstehen können.

Um die Belastung zu reduzieren und Beschwerden vorzubeugen, empfiehlt es sich, den Arbeitsplatz ergonomisch einzurichten und die Arbeitshaltung häufig zu wechseln. Ebenso kann eine aktive Pausengestaltung die Halswirbelsäule und Nackenmuskulatur entlasten. Hierzu findest du ein Übungsprogramm, das sich ideal für kurze Pausen im Büro eignet (s. S. 88).

Schmerz

Schmerz ist immer eine subjektive Erfahrung, die in unterschiedlichem Maße von biologischen, psychologischen und sozialen Faktoren beeinflusst wird – so auch der Nackenschmerz. Deine Erfahrung mit schmerzhaften Ereignissen lehren dich, mit Schmerz umzugehen, doch dieses „Verarbeiten" kann fehlgeleitet sein. Daher ist es wichtig, dass deine Aussagen bezüglich deiner Schmerzen von Fachleuten (z. B. Ärzten, Physiotherapeuten) vor allem respektiert und nicht ignoriert werden. Genauso notwendig dabei ist, dass du selbst Möglichkeiten hast, dich zu analysieren – in dich hineinzuhören und definieren zu können, wie du fühlst. Wenn Schmerzen nicht respektiert und therapiert werden, können die Belastbarkeit im Alltag und die Lebensqualität darunter leiden. Du selbst musst die Herkunft und die Entwicklung deines Nackenschmerzes zunächst verstehen, damit du ihn anschließend effektiv und langfristig therapieren kannst (Treede 2018).

Schmerzeinteilung

Schmerzen können unterschiedlich lang andauern. Warum Schmerzen nicht immer derselben Dauer entsprechen, liegt an den verschiedenen Auslösern und den Schmerzverarbeitungsprozessen des Nervensystems.

Unser Körper kann über bestimmte Rezeptoren verschiedene Reize wahrnehmen, z. B. Temperatur, Druck oder Säure. Diese Rezeptoren werden auch unter Nozizeptoren zusammengefasst. Der

Nozizeptor für Temperatur wird z. B. bei starken Hitzereizen über 45 °C aktiviert und sendet das Signal an das Rückenmark.

Hier beginnt der komplexe Weg des Signals „Hitze!". Es wird zunächst zu anderen Rückenmarkszellen und von diesen weiter zum Gehirn geleitet.

Im Gehirn wird das Signal von den zuständigen Zentren verarbeitet. Bei der Schmerzverarbeitung sind eine Vielzahl unterschiedlicher Areale beteiligt. Wichtig ist, dass erst jetzt – im Gehirn – die Empfindung „Schmerz" entsteht. Das bedeutet, dass es im Gegensatz zum Irrglauben vieler Betroffener keine Rezeptoren gibt, die Schmerz aufnehmen. Stattdessen werden Reize in Form von Temperatur, Druck oder Chemie von den jeweiligen Nozizeptoren erfasst und dann in deinem Gehirn als Schmerz interpretiert. Klingt komisch? Es stimmt aber! Nicht die Nozizeptoren, sondern das Gehirn entscheidet darüber, ob und wann Schmerzen auftreten. Das hat zur Folge, dass ein starkes Signal der Nozizeptoren zu Schmerzen führen kann – aber nicht muss. Zur Verdeutlichung: Wenn wir hinfallen und uns das Knie aufschürfen, dann melden unsere Nozizeptorenden Schaden ans Gehirn. Je nachdem, wie stark wir verletzt sind, ist das Signal der Nozizeptoren stärker oder schwächer. Doch jetzt kommt die Krux: Das Gehirn hat viele Möglichkeiten, steuernd einzugreifen, z. B. kann es vorübergehend die Sensibilität der Rückenmarkszellen erhöhen und damit die Weiterleitung von Nozizeptorensignalen fördern. Dadurch können kleinere Signale verstärkt und im Gehirn als sehr bedrohliche Signale interpretiert werden. Hatten wir einen schlechten Tag und sind auf dem Weg nach Hause mit der neuen Jeans hingefallen, kann es sein, dass unser Gehirn den Sturz als weitaus bedrohlicher und schmerzhafter einstuft, als er eigentlich ist. Das Gehirn kann die Sensibilität der Rückenmarkszellen aber auch vorübergehend hemmen, sodass wir die Verletzung gar nicht wahrnehmen und unser Knie schmerzfrei bleibt. Man schaue sich Kinder an, die gerade spielen und dabei völlig vergessen, dass sie hingefallen sind. Das Gehirn behält also stets die Kontrolle. Im ungünstigsten

Fall kann das Gehirn aber auch selbst dazu beitragen, dass Schmerzen entstehen und bestehen bleiben – und zwar unabhängig davon, ob die Nozizeptoren aktiv sind oder nicht.

Um die Komplexität der chronischen Schmerzen besser nachzuvollziehen, kannst du dir dein Nervensystem wie eine Computersoftware vorstellen, die auch von einem Virus befallen werden könnte. Bei einem Virusbefall würde das Signal nicht normal verarbeitet werden, sondern ständig zu einer Fehlermeldung führen und Schmerzen auslösen.

Dein Nervensystem schützt sich im Regelfall vor dem Virus. Wenn du völlig gesund bist, reagiert dein Nervensystem nur auf starke Nozizeptorensignale, sodass dein Gehirn nur dann Schmerzen meldet, wenn tatsächlich eine Gewebeschädigung vorliegt. In diesem Fall kannst du deinem Schmerz immer einen Auslöser zuordnen, z. B. verspürst du Schmerzen nach einer Hautverbrennung oder beim Tragen eines zu schweren Gegenstands mit anschließender Muskelüberlastung. Sobald die Haut bzw. die Muskulatur sich regeneriert, verschwinden auch die Schmerzen.

Doch was passiert, wenn du nicht völlig gesund und entspannt bist? Je stärker dein Nervensystem (Gehirn und Rückenmarkszellen) durch weitere Reize wie z. B. Angst, Wut oder Nervosität beeinflusst ist und je länger die Schmerzen andauern, desto schlechter kann sich dein Nervensystem, also deine körpereigene Computersoftware, vor dem Virus schützen. Einmal mit dem Virus angesteckt, reagieren die Rückenmarkszellen und das Gehirn sensibler, sodass eigentlich harmlose Reize fehlerhaft verarbeitet werden und irrtümlicherweise Schmerzen auslösen. Das heißt nicht, dass die Schmerzen eingebildet sind, sondern dass das Nervensystem „zu empfindlich" reagiert.

Durch die Sensibilisierung können Schmerzen entstehen, obwohl keine Gewebeschädigung vorliegt. Verstärkt wird die Dauer der Schmerzen durch unangenehme Reize wie z. B. Stress. Besteht der Schmerz über einen längeren Zeitraum, kann er sich zu allem

Überfluss im Gehirn festsetzen. Man spricht in diesem Zusammenhang auch vom Schmerzgedächtnis – das Virus bringt dem Gehirn im übertragenen Sinne bei, den Schmerz zu speichern. Je länger der Schmerz also bestehen bleibt, desto weniger lässt er sich auf einen Auslöser, wie z. B. das Tragen eines zu schweren Gegenstands, zurückführen. Dein Nervensystem wird überlastet und letztlich bekommst du ein Schmerzproblem, das unabhängig von einer Verletzung oder Erkrankung existiert (King 2007).

Eigentlich hat Schmerz die Funktion, dich vor Verletzungen zu schützen. Wenn wir beispielsweise bei einer Tageswanderung bemerken, dass unsere Füße schmerzen, dann ist die natürliche Reaktion darauf, die Tageswanderung zu beenden und zurück zum Parkplatz anstatt zum nächsten Etappenziel zu gehen. Unsere Füße waren womöglich schon erschöpft und ein Muskel gereizt. Durch das vorzeitige Beenden der Tageswanderung konnten wir eine schlimmere Verletzung verhindern. Tritt der Schmerz allerdings auf, obwohl keine Verletzung vorliegt, wie es beim chronischen Schmerz der Fall ist, dann erfüllt der Schmerz auch keine Schutzfunktion mehr. Beim chronischen Schmerz ist dieses Phänomen sehr gut bekannt – hier steht als Auslöser nicht eine Verletzung des Körpers, sondern das überlastete Nervensystem im Mittelpunkt. Ganz gleich, ob es sich beim Auslöser des Schmerzes um eine Verletzung oder eine Überbelastung des Nervensystems handelt – in beiden Fällen ist der Schmerz real und kann uns im Alltag einschränken und zu einer Last werden.

Typischerweise werden Schmerzen je nach Dauer und Bezug zu einem Auslöser eingeteilt:

- Schmerz als Schutz- und Warnfunktion = akuter Schmerz
- Schmerz als Warnfunktion bei körperlicher Überlastung oder gemäß einer Wundheilungsphase = subakuter Schmerz
- Schmerz als Reaktion auf ein überlastetes Nervensystem = chronischer Schmerz

Akuter Schmerz

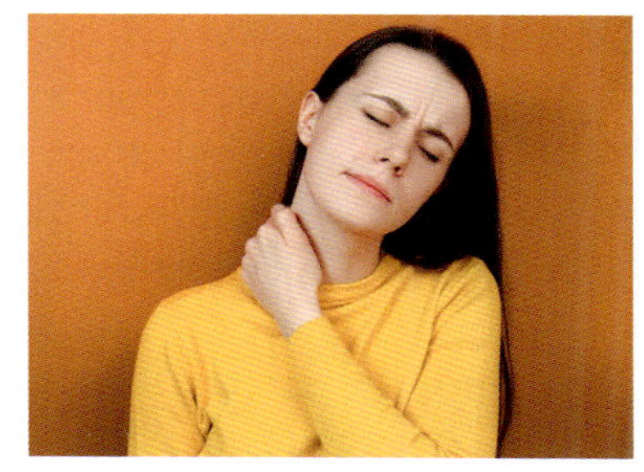

Abb. 3 Der „steife Nacken“ ist ein bekanntes Beispiel für eine akute Schmerzerfahrung.

Die Schutz- und Warnfunktion entspricht der akuten Form des Schmerzes und beläuft sich auf einen Zeitraum von ungefähr 10 Tagen. Aufgrund von intensiven und meist plötzlichen Ereignissen, die auf den Körper einwirken, verursachen diese Reize das Empfinden von Stechen, Brennen oder dumpfem Ziehen [👁 Abb. 3]. Sobald allerdings der Bezug dieser Empfindungen (Schmerzen) zum auslösenden Ereignis verloren geht, spricht man nicht mehr vom akuten Schmerz (King 2007, Treede 2018).

Bei akutem Schmerz liegt eine körperliche Verletzung vor. Die Schmerzintensität beim akuten Schmerz hängt in der Regel mit dem Ausmaß der Verletzung zusammen – je größer die Verletzung ist, desto stärker ist auch der Schmerz. Klassische Beispiel für akuten Schmerz ist der Muskelkater oder der Finger auf der heißen Herdplatte. Ist das Training zu intensiv gewesen, lagert sich Laktat (Säure) im Muskel an und der Muskel wird gereizt, sodass kleinste Läsionen in der Muskelstruktur entstehen. Daraufhin entwickelt sich in den nächsten Stunden eine Entzündung, die sich nach ca. einem Tag als schmerzhafter Muskelkater bemerkbar macht (Mense 2000). Ähnlich verhält es sich beim Reiz der heißen Herdplatte. Hierbei entsteht das Gefühl von Schmerz durch eine Überlastung deiner „Thermorezeptoren“. Der mögliche Schaden, der durch die Hautverbrennung entstand, ist der Auslöser deiner unmittelbar auftretenden Schmerzen. Das Gewebe durchläuft anschließend ebenfalls die Entzündungsphase und wird deshalb in den nachfolgenden Tagen sehr sensibel. Durch den Entzündungsprozess lösen auch leichte Reize wie z. B. das Streichen über die Wunde Schmerzen aus. Der Schmerz erfüllt in beiden Fällen eine Schutzfunktion, indem er dich davon abhält, den Muskel bzw. die Haut weiter zu belasten. Der Bezug zum Auslöser ist bei akutem Schmerz stets gegeben: Klingt die Entzündung nach wenigen Tagen ab und ist der Muskel bzw. die Haut regeneriert, dann verblasst auch der Schmerz. Erst nach Abklingen der Entzündung ist auch der Schmerz vorbei.

Beispiel

Muskuläre Überlastung kann zu Schmerzen führen, die für einige Tage bestehen bleiben. Allerdings ist nicht immer eine „harte" Trainingseinheit im Fitnessstudio der Grund für eine muskuläre Überlastung. Auch Alltagsbelastungen wie z. B. die typische Körperhaltung am Schreibtisch können diese hervorrufen: Du sitzt den ganzen Tag lang im Büro und kurz vor Feierabend wird dir noch ein weiteres Arbeitspaket vorgelegt, das dringend bis zum nächsten Tag bearbeitet werden muss. Du machst Überstunden und gönnst dir keine Pause. Durch die Arbeitshaltung ist deine Nackenmuskulatur belastet, denn sie hält über Stunden hinweg deinen Kopf in der gleichen Position. Kommt Stress hinzu, verstärkt sich typischerweise die Anspannung der Nacken- und Schultermuskulatur. Erschöpft gehst du nach Hause und freust dich, alle Aufgaben erledigt zu haben und endlich schlafen zu können. Doch am nächsten Morgen wachst du mit einem steifen Hals und stechenden Nackenschmerzen auf. Der mögliche Schaden, der durch die Überlastung der Muskulatur entstand, ist der Auslöser deiner Schmerzen, die für einige Tage bestehen bleiben, bis sich der Muskel regeneriert hat. Der Grund für den Fortbestand der Schmerzen ist, dass das Gewebe nach einer langanhaltenden Anspannung die Entzündungsphase durchläuft und sehr sensibel wird. Während dieser Zeit lösen sogar leichte und eigentlich harmlose Reize, wie z. B. eine kleine Bewegung Schmerzen aus. Solange die Entzündung nicht abgeheilt ist, stellt sie weiterhin den Auslöser für die Schmerzen dar.

Betrifft dich ein akuter Nackenschmerz? Dann findest du Lösungen im Praxisteil „Das Schmerzprogramm" [S. 73]. Außerdem findest du ein kurzes Übungsprogramm mit ausgleichenden Bewegungen, das sich ideal für Pausen während der Arbeitszeit eignet [S. 88].

Subakuter Schmerz

Nicht akut, aber auch nicht langanhaltend (chronisch) ist dein Schmerz in der subakuten Phase. Dieser subakute Schmerz kann bis zu 12 Wochen anhalten, wenn er durch eine körperliche Schädigung oder Überlastung entstanden ist. Beispiele hierfür wären Schäden durch Verletzungen, wie Knochenbrüche, Bänder- oder Muskelfaserrisse, die eine längere Zeitspanne für die Wundheilung benötigen. Die Geschwindigkeit der Wundheilung hängt mit der Durchblutung des verletzten Gewebes zusammen – je schlechter es durchblutet ist, wie z. B. Knorpelgewebe, desto langsamer ist die Wundheilung. Solange die Wundheilung nicht abgeschlossen ist, reklamiert das Gehirn mit Schmerz.

Überlastungsreaktionen des Weichteilgewebes (Muskeln, Sehnen oder Bänder) wie z. B. ein Muskelfaserriss verlaufen typischerweise im Zeitrahmen des subakuten Schmerzes (King 2007). So können sich subakute Nackenschmerzen infolge eines Verkehrsunfalls durch Verletzungen am Bandapparat und der Muskulatur entwickeln. Durch einen Aufprall werden der Kopf und meist auch die Halswirbelsäule ruckartig nach vorne und hinten beschleunigt, wodurch die Bänder und Muskulatur großem Stress ausgesetzt sind und verletzt werden können (Tegenthoff et al. 2020). Obgleich diese Verletzungen oftmals von außen nicht erkennbar sind, weist das Weichteilgewebe leichtere Verletzungen wie z. B. Zerrungen oder Einrisse auf und Schmerzen sind eine häufige Folge. Der Grund der Schmerzen ist, dass die verletzten Bänder und Muskeln im Rahmen der Wundheilung den Entzündungsprozess durchlaufen. Aufgrund der längeren Heilungsdauer eines Bänder- oder Muskelrisses bestehen die Nackenbeschwerden meist über 4–6 Wochen fort und fallen damit in den subakuten Bereich (Scherer et al. 2009). Auch hier soll der Schmerz dich davon abhalten, das noch nicht vollständig verheilte Gewebe in den ersten Wochen zu stark zu belasten, und dich letztlich vor neuen Verletzungen schützen. Dadurch kann das Gewebe störungsfrei verheilen und langfristig seine ursprüngliche Belastbarkeit wiedererlangen (Carrol et al. 2008). Demnach ist auch der subakute Schmerz auf eine körperliche Verletzung zurückzuführen. Nun gilt an dieser Stelle: Sobald die Heilung abgeschlossen ist, muss auch der Schmerz stoppen. Ein besseres Verständnis hierfür liefern die Wundheilungsphasen [→ „Die Heilungsphasen – ein ‚Naturgesetz'" S. 43].

Geht der Bezug zwischen der Verletzung und dem Schmerz verloren, dann handelt es sich nicht mehr um subakuten, sondern um chronischen Schmerz.

Kannst du deinen Schmerz einem Verletzungsereignis zuordnen, z. B. einem Sturz, Unfall oder einer muskulären Überbelastung durch zu schweres Tragen, ist es empfehlenswert, die schmerzhaften Auslöser zu vermeiden. Dadurch verhinderst du, dass sich der Schmerz in deinem Gehirn festsetzt. Allerdings ist es notwendig und für die Heilung förderlich, körperliche Aktivität nicht komplett zu vermeiden. Ruhige Alltagsaktivitäten wie Spazierengehen oder leichter Sport können die Durchblutung fördern und den Heilungsprozess unterstützen.

Der Übergang zwischen subakutem und chronischem Schmerz ist fließend. Sobald sich ein Dauerschmerz einstellt oder du bemerkst, dass sich dein Verhalten verändert und du z. B. aus Angst jegliche Bewegung vermeidest, gilt es, durch gezielte körperliche Aktivität und Verhaltensstrategien der möglichen Chronifizierung entgegenzuwirken!

Beispiel

Stell dir vor, du renovierst deine neue Wohnung, streichst alle Wände und Decken neu und trägst beim Umzug schwere Möbelstücke. Mehrere Tage lang bist du mit dem Um- und Einräumen der Regale und Schränke beschäftigt. Nachdem die vergangenen Umzugstage körperlich sehr anstrengend waren, schießt dir beim Heben des letzten Umzugskartons ein stechender Schmerz in den Nacken ein. Nun hast du Nackenschmerzen und Angst, du hättest dir einen Nerv eingeklemmt. Du verhältst dich also vollkommen ruhig und vermeidest jede Belastung. Doch in Wirklichkeit geht es deinen Nerven, Bandscheiben und Wirbeln gut, lediglich deine Muskeln wurden überfordert. Dieser Prozess entspricht sogar einer völlig intakten Gesundheit. Deine Muskeln „müssen" so reagieren, wenn sie überlastet werden! Du bist deshalb nicht in Gefahr. An dieser Stelle wäre es angebracht, leichten körperlichen Aktivitäten nachzugehen und stufenweise die Belastung zu steigern. Wenn du stattdessen jeglicher Bewegung und körperlicher Belastung aus dem Weg gehst, baut sich einerseits deine Belastungsfähigkeit nach und nach ab und andererseits wird deinem Gehirn vermittelt, dass die Vermeidungsstrategie notwendig ist [➦„Angst vor Belastung" S. 36]. Du befürchtest, eine ernsthafte und gefährliche Schädigung zu riskieren, wenn du dich belastest, wie beispielsweise deinen Kopf zu drehen. Der Befehl deines Gehirns lautet also: „Nicht zur Seite drehen!" Die Begründung des Gehirns für diesen Befehl wird dir vermittelt als Gefahr: „Das wird dir wehtun und dann bist du schlimm verletzt!" In Wirklichkeit aber bist du gesund. Dein Gehirn reagiert nur wie eine vom Virus befallene Software fehlerhaft auf Reize und Befehle von außen [➦vgl. S. 25]. Erkennst du dich wieder? Keine Sorge! Du findest effektive Lösungen zur Bekämpfung deines Schmerzes im Praxisteil „Das Verhaltensprogramm" [➦S. 117].

Chronischer, langanhaltender Schmerz

Wenn dein Nackenschmerz über mehreren Wochen bis zu einem nicht begrenzbaren Zeitraum anhält, wird er als „chronisch" oder langanhaltend bezeichnet. Diese Art des Schmerzsyndroms ist die komplexeste Form (King 2007). Dauerhafte Schmerzen entstehen dann, wenn der Schmerz nicht mehr als plausibles Warnsignal für eine Schädigung oder Erkrankung dient. Der Auslöser steht also nicht mehr im Zusammenhang mit dem Reiz, z. B. Tragen zu schwerer Gegenstände oder der Schnitt in den Finger beim Kochen. Du denkst dir jetzt vielleicht: „Wie soll ich das verstehen, ich habe Schmerzen, aber keine Verletzung?" Das stimmt! Das chronische Schmerzsyndrom ist eine eigenständige Problematik, die eben nicht mehr auf den Auslöser des Schmerzes zurückgeführt werden kann. Dieser ist seit Langem vorbei. Nicht der Reiz von außen (z. B. die heiße Herdplatte) ist hierbei das Problem, sondern vielmehr dein Nervensystem. Dabei überlasten die Rezeptoren (Nozizeptoren). Darauf folgten zum einen die stärkere Schmerzwahrnehmung und zum anderen deren Fehldeutung im Gehirn. Jetzt wird es richtig „abgefahren": In deinem Gehirn befindet sich ein Bewertungszentrum, das deine Emotionen verarbeitet. In der Medizin wird dieses Zentrum „Amygdala" genannt. Die Amygdala kann bei überschießenden Reizinformationen durch ein überlastetes Nervensystem ebenfalls fehlgesteuert werden. Wenn die Amygdala gereizt wird, empfindest du Belastungen viel sensibler und ängstlicher. So entsteht die bei Nackenschmerzen häufig anzutreffende Belastungsangst, die einen maßgeblichen Teil des chronischen Schmerzsyndroms ausmacht [👁 Abb. 4, S. 33].

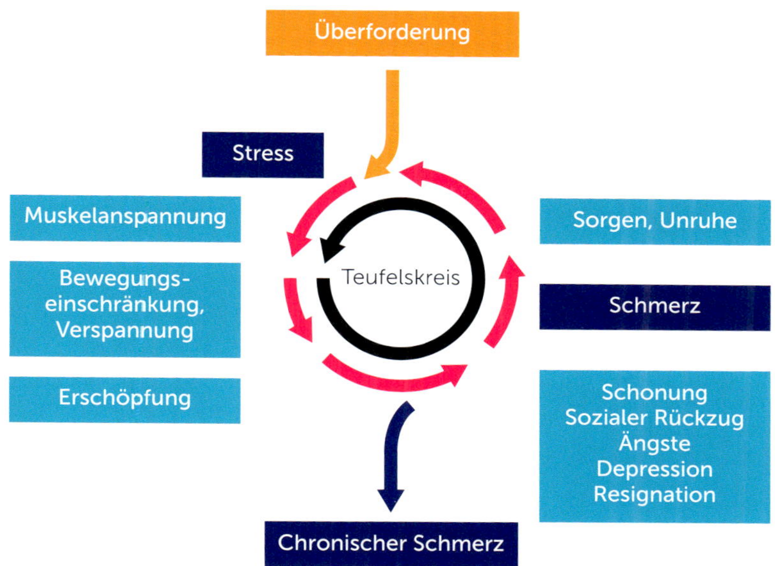

Abb. 4 Chronischer Schmerz kann nicht mehr auf einen akuten Auslöser zurückgeführt werden. Er ist aufgrund eines überlasteten Nervensystems entstanden und beharrt als Teufelskreis.

Beispiel

Du bist seit langer Zeit einer hohen, allgemeinen Belastung ausgesetzt. Diese entstand aus deiner beruflichen Situation, die dich stark fordert, weil du ein hohes und vielleicht langweiliges Arbeitspensum ableisten musst. Du bist mental erschöpft, müde und suchst eigentlich eine Veränderung. Zusätzlich bist du verpflichtet, für deine Familie zu sorgen. Deine Kinder und dein Partner sehen dich als Stütze, der sie unentwegt eigene Anliegen und Probleme anvertrauen können. Du merkst, dass dir dein Ausgleich fehlt. Seit Monaten hast du dich nicht mehr unbekümmert entspannen können. Durchgeschlafen hast du ebenfalls seit Wochen nicht. Über einige Wochen hinweg empfindest du unentwegt Nackenschmerzen. Du gingst in deiner Mittagspause zum Arzt, später zum Physiotherapeuten – die Beschwerden nahmen kurzzeitig ab, aber nicht vollständig. Du machst dir Sorgen und denkst dir, du bist vielleicht gefährlich krank oder verletzt. Weitere Wochen vergehen. Der Stress und die Aufgaben, die du alle glaubst bewältigen zu müssen, werden nicht weniger – im Gegenteil. Deine sportlichen Aktivitäten sind auf null gesunken. Mal abgesehen davon, dass du gar keine Zeit zu haben glaubst, kannst du gar keinen Sport machen, weil deine Nackenschmerzen dich ständig plagen. Falls du dich wiederfindest, vertraue uns und finde Lösungen für deine Beschwerden den Kapiteln „Schmerz und Verhalten“ [S. 48] und „Das Verhaltensprogramm“ [S. 117].

Schmerz ist lernbar

Wer kennt es nicht? Du sitzt im Büro bei der Arbeit, ständig klingelt das Telefon, von dir werden jetzt auch noch Überstunden verlangt. Alles kein Problem, du schaffst bisher alles und hältst super durch (King 2007)! Doch nach einiger Zeit weißt du nicht mehr, wie du die ständig neu eintreffenden Aufgaben umsetzen sollst und kommst erschöpft nach Hause. Noch bevor du jetzt die Zeit für dich nutzen und vielleicht deinem wöchentlichen Sportprogramm nachgehen kannst, melden sich die häuslichen Pflichten. Dein Nervensystem läutet Alarm! Deine Rezeptoren sind überlastet, um die vielen und unterschiedlichen Reize aus deiner Umgebung aufzunehmen, weiterzuleiten und im Gehirn zu verarbeiten. Das Verarbeitungszentrum für Emotionen in deinem Gehirn, die Amygdala, ist aufgrund der Vielzahl an einströmenden Informationen durch den intensiven Alltag ebenfalls überlastet. Dementsprechend zeigen sich die Reaktionen. Du entwickelst Stress! Dein Nervensystem reagiert mit einer konstanten Anspannung deiner Muskulatur und du wirst zunehmend gereizter und reagierst sensibler. Eine Lösung rückt in weite Ferne, um die auf dich eintreffenden Reize zu verarbeiten und zu regenerieren. Am nächsten Tag im Büro klingelt wieder das Telefon, während du mit drei weiteren, zu erledigenden Aufgaben beauftragt wurdest. Die Folge: Dein Nervensystem arbeitet mittlerweile so empfindlich, dass deine Amygdala das Läuten des Telefons als Problem kennzeichnet und du emotional geladen reagierst. Auf dem anschließenden Nachhauseweg gehst du noch schnell einkaufen. Beim Ausparken blickst du hektisch über deine Schulter nach hinten und verspürst einen ziehenden Schmerz im Bereich deiner Halswirbelsäule. Du bekommst Angst. Zwanghaft versuchst du abzuschalten und beginnst deinen Alltag am nächsten Morgen von Neuem, nachdem du erneut schlecht geschlafen hast. Du denkst dir: „Heute darf ich mich nicht mehr körperlich anstrengen, sonst ist bald mein Halswirbelsäule kaputt und ich brauche unbedingt einen Arzttermin!" Nun stellt man sich diese Situation über einen Zeitraum von Monaten, gar Jahren vor. Das Ergebnis: Das Nervensystem, die Software des Körpers, wird mehr und mehr überlastet. Irgendwann bleibt es nicht mehr bei einer einmaligen Überreaktion aufgrund eines nervenden Reizes wie dem des Telefonklingelns, sondern die Beschwerden zeigen sich im Sinne einer ständig anhaltenden Schmerzempfindung (May et al. 2018). Dein Nervensystem und dein Gehirn lernen, den Schmerz zu speichern. Dabei sind dann lange nicht mehr das ruckartige Drehen des Kopfes und die kurze, muskuläre Überlastungsreaktion die Ursache, sondern dein Schmerz an sich wird zum Problem und zwar unabhängig – es gibt keinen körperlichen Auslöser mehr dafür. Der Kern deines Schmerzsyndroms liegt in deinem Nervensystem und in deinem Gehirn. Aber auch für diese Situation gibt es Lösungen [➦ „Das Verhaltensprogramm" S. 117]. Die beste Lösung allerdings ist immer, solche Situationen gar nicht erst entstehen zu lassen.

Angst vor Belastung

Eine langsame und kontinuierliche Überlastung deines Nervensystems führt zu einer Verarbeitungsstörung. Deine körperlichen Reaktionen, deine Empfindung und Verarbeitung von Reizen verlaufen dadurch fehlerhaft [➦ vgl. S. 25]. Gerade die Halswirbelsäule ist in deinem Alltag, z. B. durch langes Sitzen am Bildschirmarbeitsplatz oder durch eine Vielzahl von Kopfbewegungen, nahezu ständig und stark belastet. Jedes Mal, wenn du etwas trägst, dich umschaust oder auf einen Bildschirm schaust, sind deine Halswirbelsäule und Nackenmuskulatur maßgeblich involviert. Hinzu kommt die Entwicklung vom Vierbeiner zum Zweibeiner, die dir ebenfalls noch in den Knochen sitzt. Darum, so wirst du dir denken, stellt dein Nacken auch einen Brennpunkt für Schmerzreaktionen durch Überbeanspruchung dar. Was du aber nicht vergessen darfst ist, dass deine Halswirbelsäule grundsätzlich viel leistungsfähiger ist, als du dir manchmal vorstellst. Gerade wenn es schmerzt, fällt dies zu glauben oft schwer. Das ist genau der Zündstoff für einen Teil deiner Belastungsangst.

Verstärkt werden solche Prozesse durch „Erfahrungen". Deine negativen Erfahrungen summieren sich und werden von deinem Gehirn verarbeitet [➦ „Chronischer, langanhaltender Schmerz" S. 32]. Das Steuerungszentrum für Emotionen (Amygdala) veranlasst nun Reaktionen aufgrund deiner Wahrnehmung. Du empfindest Angst. Diese entsteht genau dann, wenn du vor einer Belastung stehst, die mit deinen negativen Erfahrungen zusammenhängt. Hinzu kommen negative Vorahnungen, die dein Nervensystem ebenfalls sensibilisieren und reizbarer machen. Wenn du dir vorstellst, eine bestimmte Bewegung oder Aktivität würde dir schaden, leitet deine Amygdala ebenfalls Sicherheitsmaßnahmen ein, die du in Form deiner Angst oder Befürchtungen wahrnimmst. Somit wirst du die Bewegungen, Funktionen oder Belastungen vermeiden.

Beispiel

Dein Arzt, dein Physiotherapeut und deine Freunde meinen, dass weitläufige Bewegungen wie z. B. das Drehen des Kopfes deiner Halswirbelsäule schaden. Nachdem du sowieso schon über längere Zeit an Stress und Nackenschmerzen leidest, nimmst du diese Äußerungen aus deinem Umfeld an. Das Resultat: Belastungsangst und ein vermindertes Selbstvertrauen in Bezug auf deine Fähigkeiten (Kraft, Koordination, Beweglichkeit).

Der hier angesprochene und ursächliche Stress, die negativen Erfahrungen, der mangelnde (sportliche) Ausgleich, die negative Vorahnung und vor allem die Angst vor körperlichen Schäden führen zum gleichen Ergebnis, denn sobald die Einflüsse das Nervensystem so zu reizen beginnen, dass sie es überlasten, wird das Nervensystem sensibilisiert. Eine solche Entwicklung sorgt für eine größere Schmerzwahrnehmung. Die Reize dafür können für jeden Menschen unterschiedlich sein. So reagierst du vielleicht mit einer gesunden Entspannung auf Musik einer bestimmten Art, während dein Freund diese als aufreibend und stressend empfindet. Der Genuss bzw. Stress durch das Anhören von Opernarien kann dafür als Beispiel dienen.

Warnzeichen

Schmerz ist ein Gefahrenzeichen – wenn er akut ist! Die Interpretation von Schmerz ist sehr komplex. Doch stark vereinfacht lässt sich die Frage, wann Schmerz Gefahr signalisiert, so beantworten: dann, wenn der Bezug zur Schädigung direkt nachweisbar ist. Dein Schmerz weist demnach nur in den ersten Momenten einer Schädigung auf eine Gefahr hin (Ossipov et al. 2010), z. B. nach einem Schnitt in den Finger beim Brotschneiden oder bei einer muskulären Überlastung nach dem Tragen eines schweren Gegenstands. Natürlich empfindest du manchmal auch dann Schmerzen, wenn der Auslöser schon vorbei ist. Die Schädigung, weswegen dein Schmerz als Zeichen für Gefahr einzustufen ist, kann allerdings länger bestehen. Wenn du z. B. einen Muskelfaserriss erlitten hast, wirst du bei entsprechender Muskelbelastung so lange Schmerz wahrnehmen, bis diese Verletzung geheilt ist [➦„Die Heilungsphasen – ein ‚Naturgesetz'" S. 43]. In diesem Fall ist es wichtig, den Schmerz als Zeichen, dass die Verletzung noch nicht vollständig abgeheilt ist, zu respektieren und Geduld zu haben.

Dabei ist dein Schmerz an sich nie gefährlich im Sinne von gefahrauslösend – es handelt sich beim (sub-)akutem Schmerz „lediglich" um eine individuelle Empfindung, die dich vor weiteren Verletzungen schützen soll. Bei chronischem Schmerz erfüllt Schmerz keine Warn- und Schutzfunktion, da das Gewebe nicht verletzt ist. Das zu bedenken und zu beachten ist sehr wichtig, weil es ansonsten ganz leicht zu den bereits beschriebenen, angstbedingten Einschränkungen kommt. Auch die Beschwerden, die vom Umgang mit den Schmerzen entstehen, sind von der Interpretation der Schmerzen abhängig.

Die Schädigung, auf welche dein Schmerz hinweist, kann gefährlich sein. Um dies besser deuten zu können, spricht man bei einer gefährlichen, körperlichen Schädigung, die durch Schmerz ersichtlich wird, von einer hohen Schmerzintensität. Diese ist z. B. mit der visuellen Analogskala (VAS) messbar, die eine Schmerzintensität zwischen 0–10 abbildet (Bijur et al. 2001). Je höher der Schmerz, desto wahrscheinlicher ist eine Gefahr, die damit in Verbindung steht. Daher stellt eine Zahl (Intensität) von Schmerz auf der VAS von mindestens 8 ein Gefahrenzeichen dar [➦VAS-Skala S. 63]. Dann musst du umgehend einen Arzt aufsuchen! Wenn dabei festgestellt wird, dass ein körperlicher Schaden vorliegt, hat der Schmerz als Warnung funktioniert (z. B. akute Nervenwurzelkompression = Bandscheibenvorfall).

Eine ärztliche Untersuchung ist dann notwendig, wenn bestimmte Gefahrenzeichen auf dein Nackenproblem zutreffen [Tab. 1].

Gefahrenzeichen	Nein	Ja
Schmerzen über VAS 8 (subjektive Schmerzintensität)		
Schmerzen nach einem Trauma, z. B. einem Sturz oder Unfall		
Neurologische Ausfälle (Gefühlsstörung in den Armen und Händen wie z. B. Taubheit, Kribbeln, Brennen oder ausstrahlende Schmerzen, Kraftverlust in den Armen oder Händen, z. B. beim Füllen einer Tasse oder beim Arbeiten mit der PC-Maus)		
Sehstörungen, z. B. Doppelbilder		
Schwindel oder Übelkeit		
Unkontrollierter Stuhlgang oder Harnentleerung		
Nächtlicher Schmerz, ungewollter Gewichtsverlust oder starke Schmerzen in Ruhe, ggf. Fieber oder Schüttelfrost		

Tab. 1 Gefahrenzeichen, bei denen eine ärztliche Untersuchung notwendig ist. Wenn du eine dieser Fragen mit „Ja" beantwortest, musst du deinen Arzt aufsuchen und eine aufwendigere Untersuchung durchlaufen, wie z. B. Röntgen oder Computertomografie usw.

Hinweis

Die Gefahrenzeichen sollen dir keine Sorgen oder Angst vor ernsthaften Erkrankungen oder Verletzungen bereiten, vielmehr soll dich die ärztliche Abklärung lediglich absichern.

Reparaturmechanismen des Körpers

Wundheilung

Du fragst dich, wann eine Verletzung oder eine Schädigung des Körpergewebes (Knochen, Muskeln, Bänder, Sehnen, Nerven, Haut usw.) wieder vollständig „repariert" ist? Ganz einfach: Wenn die Wundheilungsphasen abgeschlossen sind! Hierbei handelt es sich um einen komplexen, biochemischen Prozess im Bereich des verletzten Gewebes (Piotek & Toutenhahn 2006).

Einige Wundheilungsphasen verlaufen immer nach demselben Muster, wie z. B. die akuten Reparationsprozesse. Dabei kommt es zu einer Verengung der Blutgefäße, die den Blutfluss stören und ihn hemmen. Die nachfolgende Freisetzung von Botenstoffen erwirken dann die klassischen Merkmale einer Verletzung (Wärme, Rötung, Schwellung und Schmerz). Dieser Prozess bezieht sich auf deine körperlichen Strukturen (z. B. Muskeln, Sehnen, Bänder).

Neurale Schmerzverarbeitung

Die Regeneration von Störungen deines Nervensystems dauert meistens weitaus länger. Im Grunde genommen kannst du dir vorstellen, dass die neuronale Schmerzverarbeitung der körperlichen Regeneration hinterherhinkt. Du verspürst also noch Schmerz, selbst wenn das Gewebe verheilt ist. Als Bild kannst du dir vorstellen, dass der Schmerz in deinem Nervensystem „hängen geblieben" ist wie ein nicht richtig ausgespültes Waschmittel in einem Wäschestück.

So bedarf es oft vieler Monate, bis es dir im Falle des chronischen Nackenschmerzes gelingt, deine Wahrnehmungs-, Interpretations- und Verarbeitungsfähigkeit von Reizen (Schmerz) zu normalisieren (O'Riordan et al. 2014, Zebis et al. 2014). Ein Beispiel ist das Normalisieren und Reduzieren der Angst vor Bewegungen, wie z. B. einer Kopfdrehung. Die „Reparatur" des hier zugrundeliegenden Verhaltens oder eben des Umgangs mit Schmerz, Funktion und Belastung ist dann der entscheidende Lösungsweg [↪ „Schmerz und Verhalten" S. 48].

Regeneration

Die Möglichkeiten, die Regeneration deiner Nackenbeschwerden zu beschleunigen, können unterschiedlich sein. Wichtig ist die richtige Zuordnung. So eignen sich beispielsweise lockere Aktivitäten, wie Nordic Walking, langsames Joggen oder Stretching, zur Regeneration nach muskulären Überlastungen, wie sie z. B. der Muskelkater darstellt (Lewis et al. 2012). Regenerationsmaßnahmen aufgrund von Überlastungserscheinungen, die keinen der erwähnten Warnsignalen entsprechen, sind sehr individuell zu betrachten. Zur bestmöglichen Vermeidung und Umgang mit Überlastungserscheinungen ist die Belastungs- und Entspannungsplanung unumgänglich. Du solltest z. B. im Falle einer Überlastungserscheinung wie dem Muskelkater so lange keine weiteren intensiven Belastungen durchführen, bis die Überlastung weitestgehend abgeklungen ist [↪ „Das Funktionsprogramm" S. 93]. Nur weil z. B. dein Bekannter gut auf Stretching reagiert, muss dies nicht bei dir der Fall sein (Lewis et al. 2012).

Allgemein kannst du davon ausgehen, dass je schwerer die Verletzung, also die Schädigung deines Körpers, ist und je eher ein Gefahrenzeichen auf dein Beschwerdebild zutrifft, desto komplexer ist die Regeneration zu erwarten. Dies bedeutet keinesfalls, dass du eine schwerwiegende Erkrankung oder dergleichen durchmachst, nur weil du besondere Anzeichen verspürst, wie z. B. Jucken, eine gewisse Steifigkeit oder auch Schmerz.

Hinweis

Um besser eine mögliche Schädigung deines Körpers einschätzen zu können, hilft es dir, an den oder die Auslöser deiner Symptome zu denken. Sind diese vorhanden, z. B. ein Unfall, ein Sturz, eine Quetschung? Wenn ein direkter Auslöser, wie ein Sturz auf den Kopf, zu schweres Tragen oder etwas Ähnliches, mit deinen Schmerzen in Verbindung steht, leidest du an einer Strukturschädigung wie z. B. an einer Muskelüberlastung oder -zerrung. In diesem Fall wäre es sinnvoll, die betroffene Struktur durch leichte Bewegungsformen wie Spazierengehen, langsamen Joggen oder Stretching auch regenerativ zu behandeln oder die entsprechende Überlastung wie einen Muskelkater einfach ausklingen zu lassen.

In unserer täglichen Praxis fällt uns auf, dass unsere Patienten oft nicht richtig einschätzen können, welche Regenerationsmechanismen für sie in ihrer jeweiligen Situation sinnvoll sind. Ein häufiges Beispiel ist dabei die allgemeine Überlastung. Diese entsteht nicht durch eine einmalige körperliche Überlastung, sondern durch die Erschöpfung des gesamten Organismus. Demnach eigenen sich zur Therapie an dieser Stelle auch keine spezifischen Behandlungstechniken an der Muskulatur wie etwa Massagen. Nicht die Muskulatur ist überlastet, sondern das Nervensystem. So einfach und ernüchternd es nun klingen mag, aber hier ist das Belastungsmanagement der wichtigste Therapieansatz. So zeigt meistens bereits die Verbesserung der Schlafsituation enorme Effekte. Der Schlaf und die Entspannung gehören zu den notwendigsten Maßnahmen

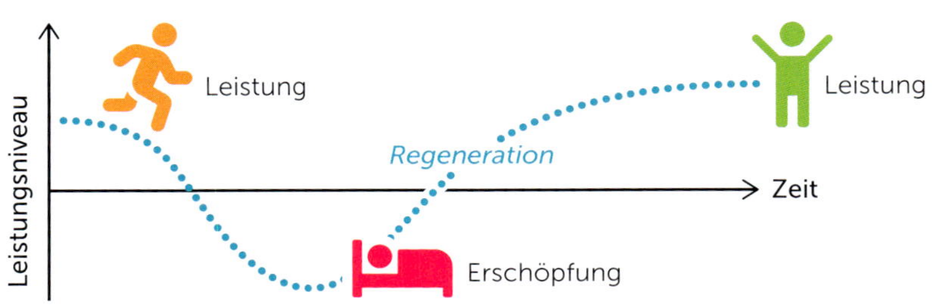

Abb. 5 Regeneration durch Entspannung und Pausen.

im Rahmen der Regeneration und im Belastungsmanagement (Vyazovskiy 2015). Bei psychischen Überlastungen, wie sie z. B. durch Stress ausgelöst werden, sind entspannungsfördernde Methoden sehr effektiv [Abb. 5].

Beachte

Es ist zu erwarten, dass Wundheilungsphasen unterschiedlich lange dauern. Oftmals ist es keine rein körperliche Verletzung, die regenerieren muss. Häufig ist es so, dass deine Belastungssituation die Ursache der Beschwerden ist und diese einer gezielten Regeneration bedarf [„Schmerz und Verhalten" S. 48].

Die Heilungsphasen – ein „Naturgesetz"

Die Heilungsphasen werden in drei große Abschnitte eingeteilt, die fließend ineinander übergehen. Ausgangspunkt ist die Schädigung eines Körperteils, welche dann in direktem Bezug zur Schmerzempfindung steht (Piotek & Toutenhahn 2006). Indirekt können länger andauernde Schmerzempfindungen und die dementsprechend eingeschränkte Belastbarkeit auch mit den Heilungsphasen zusammenhängen. Erstere sind nicht „immer" einer Verarbeitungsstörung des Nervensystems zuzuordnen. So können sich Belastungen des Nackenbereichs noch Wochen oder Monate nach einer Strukturverletzung (z. B. Muskelüberlastung oder Bandscheibenvorfall) als Folge einer noch nicht abgeschlossenen Heilung ebenfalls als schmerzhaft erweisen. Hier gilt es, die Dauer der Heilungsphase und damit die benötigte Zeit für die Strukturregeneration zu respektieren.

Die drei Heilungsphasen sind:

1. **Ruhephase (Latenzphase)**: Sie erstreckt sich über einen Zeitraum bis zum vierten Tag nach dem schädigenden Ereignis (z. B. Unfall, Operation)
2. **Bildungsphase (Proliferationsphase)**: Sie beginnt ab dem vierten und verläuft bis zum 14. Tag nach dem auslösenden Ereignis
3. **Reparationsphase**: Sie beginnt etwa eine Woche nach der Verletzung und verläuft je nach geschädigtem Gewebetyp und Ausmaß der Wunde über einen Zeitraum von 3 Wochen bis hin zu vielen Monaten

Wundheilungsphasen am Beispiel „Bandscheibenvorfall"

Doch was bedeuten Wundheilungsphasen konkret? Die Abb. 6 zeigt am Beispiel der Volksproblematik „Bandscheibenvorfall" den Wundheilungsverlauf.

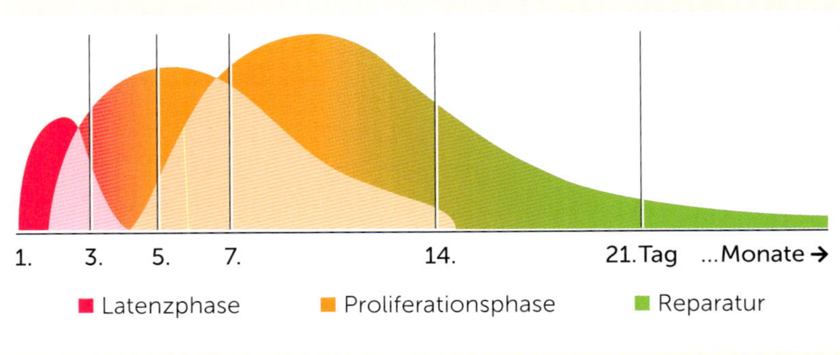

Abb. 6 Die drei sich überlappenden Phasen des Heilungsprozesses im Zeitablauf beim Bandscheibenvorfall.

Ein **Bandscheibenvorfall** kann unterschiedliche Ursachen haben. Wir betrachten den Auslöser auf der körperlichen Ebene: Ein Teil deiner Bandscheibenmasse bedrängt das umliegende Nervengewebe, das im Bereich der Bandscheibe und des Wirbelsegments vorzufinden ist. Die so entstandene Irritation (Bedrängung) deiner Nervenwurzel entspricht dem Vorfall und damit der schmerzhaften Problematik. Diese verstärkt oder verringert sich meistens mit deiner Bewegung. Bewegst du deinen Kopf z. B. durch Streckung der Halswirbelsäule nach hinten, verursachst du damit entweder eine Ent- oder eine Belastung – je nachdem, wo die Kompression deiner Nervenwurzel genau stattfindet. Deine Beschwerden können je nach Schweregrad mit neurologischen Störungen einhergehen, wie z. B. einem Taubheitsgefühl oder Kraftverlust im Verlauf der Arme oder Hände [➦ „Warnzeichen" S. 37].

1. **Ruhephase (Latenzphase):** In der Akutphase eines Bandscheibenvorfalls ist die Schmerz- und Beschwerdeintensität am höchsten. Dir würden sämtliche Alltagsbelastungen zur Qual werden und dir bleibt kaum etwas anderes übrig, als die Auslöser (Bewegungen, Belastungen) dafür zu vermeiden. Die Auslöser sind dabei sehr individuell. Nicht jede Bewegung würde bei dir und jemand anderem für die gleichen Reaktionen sorgen. Die Resultate sind aber ähnlich: meistens ein brennender, ausstrahlender Schmerz im Verlauf der Arme, der mit einem Taubheitsgefühl verbunden ist. Die Schmerzen entstehen deswegen, weil dein Körper beginnt, sich zu regenerieren. Er schützt das verletzte Gewebe und leitet Regenerationsprozesse ein, wie z. B. die Reparatur der Verletzung oder die Reduktion der Entzündung. Dafür greift er auf das Schließen von verletztem Zellgewebe durch Granulat (körpereigenes Verdickungsmittel) zurück. Zudem verhindert er die weitere Verstärkung von Entzündungsprozessen. Diese Prozesse werden immer wieder unterbrochen, wenn es zu einer Reizung der betroffe-

nen Strukturen kommt. Daher reagiert das Nervensystem mit intensivem Schmerz.

2. **Bildungsphase (Proliferationsphase):** Nach der Akutphase intensiviert der Körper über komplexe biochemische Prozesse die Bildung von neuem Bindegewebe, welches für die Vernarbung der verletzten Strukturen sorgt. Wachstumsfaktoren (Zytokine) werden aktiviert. Die Widerstandsfähigkeit wird verstärkt und die Schmerzen nehmen zunehmend ab, wobei die Belastbarkeit wieder ansteigt. Die Entzündungen gehen zurück, bis sie vollständig abgeklungen sind. Auch deine Schmerzen würden an dieser Stelle stark nachlassen, wobei du noch lange nicht an deiner vollständigen Belastbarkeit angelangt wärst.
3. **Reparationsphase:** In der weiteren Regeneration wird festes Bindegewebe (Kollagenfasern) gebildet. Danach passen sich die neu gebildeten Fasern an die einwirkende Belastung an, z. B. weitläufige Bewegungen, höhere Krafteinwirkungen. Sie werden durch die einwirkende Belastung „trainiert" und gleichen immer mehr dem ursprünglichen, nicht verletzten Gewebe. Du würdest in dieser Phase immer weniger Schmerzen wahrnehmen und deine alltägliche Belastbarkeit stufenweise normalisieren können.

Aus den geschilderten Zusammenhängen bei den Heilungsphasen eines Bandscheibenvorfalls wird klar, dass es stets notwendig ist, die Phasen des Heilungsprozesses zu respektieren. Bei den Heilungsphasen handelt es sich um eine Art Naturgesetz, ähnlich den Gesetzen zur Schwerkraft. Wenn du Letztere missachtest, weil du von einer Brücke fällst, wirst du die negative Reaktion nicht vermeiden können. Du kannst sie nicht umgehen und das gilt auch für den Ablauf des Heilungsprozesses!

Glücklicherweise sind Verletzungen des Rückens und der Wirbelsäule, wie der Bandscheibenvorfall, eher selten anzutreffen.

Merke und beachte!

Wir können die physiologischen und notwendigen Prozesse der Heilung nicht überspringen, sondern nur angenehmer gestalten. Das Ziel sollte sein, solche Verletzungen wie beispielsweise einen Bandscheibenvorfall in Zukunft zu vermeiden, indem wir unseren Rücken auf die Belastungen im Alltag vorbereiten.

Heilungsphasen besser verstehen

Gerade die letzte Phase (Reparationsphase) kann je nach verletzter Struktur unterschiedlich lange dauern. Leichte Verletzungen wie z. B. ein Muskelkater heilen binnen weniger Tage aus, während ein gebrochener Knochen in der Regel 4–6 Wochen Heilungszeit benötigt. Am langwierigsten verlaufen Nervenverletzungen. Hier kann sich je nach Verletzungsausmaß die Heilungszeit auf mehrere Jahre erstrecken. Diese Verletzungen sind im Zusammenhang mit der Halswirbelsäule sehr selten (Casser et al. 2018, DEGAM 2016).

Neben den Zeitfenstern ist für die Einteilung in akuten, subakuten und chronischen Schmerz entscheidend, ob er durch die Verletzung erklärt werden kann. Die Tab. 2 ist ein Orientierungsrahmen

Schmerzart	Lokalisation	Heilungszeit (Tage)
Akut	Struktur (z. B. Muskeln, Knochen, Nervenwurzel)	1–10
Subakut	*Eher situativ:* langanhaltende Strukturschädigung (Nervenwurzel, Knochen, Muskulatur usw.) bzw. *eher dauerhaft:* beginnende Überlastung des Nervensystems	< 90
Chronisch	(Periphere) Nerven, Gehirn, Rückenmark	> 90

Tab. 2 Zusammenhang zwischen Schmerzart, typischen Lokalisationen und Heilungszeiten.

und zeigt typische Lokalisationen und Heilungszeiten, wobei im Einzelfall leichte Abweichungen bestehen können.

Schmerz und Verhalten

Als leistungsfähigstes Instrument ermöglicht uns unser Verhalten, die Bewältigung von körperlichem Leiden und Schmerzen zu verbessern oder die Beschwerden sogar zu verhindern. Auch wenn dies erstmal verwirrend klingen mag – im Sinne von „Was hat denn meine Psyche mit meinem körperlichen Schmerz gemeinsam?". Wir wissen dies, weil der Fokus in diesem Buch nach dem wissenschaftlich geprüften Goldstandard, d. h. der besten funktionierenden Methode, ausgerichtet ist (DEGAM 2016).

Der Zusammenhang zwischen unserer mentalen Verarbeitung von Reizen und Informationen aus der Umwelt und der darauffolgenden körperlichen Reaktion ist für die Therapie unserer jeweiligen Beschwerden elementar (DEGAM 2016). Jeder von uns erfährt im Laufe seines Lebens mehr oder weniger intensive Reize (Einflüsse), die positiv wie negativ sein können. So wirken auf uns beispielsweise das Gefühl, die Interpretation und die Erfahrung von Motivation durch eine vertrauenserwirkende Quelle, wie sie z. B. ein „Erfolg" darstellt, leistungsfördernd (Turner & Patrick 2008). Dagegen empfinden wir eine Erkrankung oder auch die häufige Konfrontation mit monotonen, langanhaltenden, überschwelligen Reizen (Stress) als leistungs- und belastungslimitierend. Man könnte auch von „energieraubend" und „erschöpfend" sprechen.

Je länger unser Körper einem negativen Reiz (z. B. Stress, Angst, Sorge, Wut, Nervosität) ausgesetzt ist, desto stärker wird das Nervensystem belastet. Dieser Prozess ist auch die Hauptursache für langanhaltende Schmerzen. Reize, die bei einmaligem Eintreffen als nahezu „lächerlich" eingestuft werden können, wie etwa das schrille Klingeln eines Telefons, potenzieren sich nach dutzendfachem Eintreffen zu einer „kaum mehr aushaltbar" definierten Qual. Als Folge reagiert unser Organismus immer sensibler (Yaribeygi et al. 2017). Was noch viel schlimmer ist, lässt sich anhand der längerfristigen Folgen solcher Zustände zeigen. Durch sie entwickeln wir negative Vorahnungen, welche dann dazu führen, dass sich die auslösenden Faktoren für die „unangemessene" Reaktion noch stärker aufbauen und sich das Schmerzverhalten langfristig nicht schmerzmindernd, sondern schmerzsteigernd entwickelt (Yaribeygi et al. 2017).

Der real empfundene, anhaltende Schmerz verleitet auch aufgrund unseres gemeinhin akzeptierten Schmerzverständnisses sehr leicht zu der falschen Annahme, dass Nackenschmerzen immer mit rein körperlichen Schäden verknüpft sind wie z. B. mit Bandscheibenvorfällen, eingeklemmten Nerven oder blockierten Wirbelgelenken. Die Angst vor solchen angenommenen Verletzungen lässt dann nicht lange auf sich warten. Doch die angenommenen Schäden sind meistens gar nicht zutreffend. Um dies auszuschließen, sind Ärzte und Physiotherapeuten verpflichtet, auf diese Gefahrenzeichen hin zu untersuchen und zu reagieren, wenn sie erkannt werden.

Eine auf den zweiten Blick ermutigende Nachricht

Unser Lebensstil, unsere Erfahrungen, negative Reize aus der Umgebung wie Stress und die Folgen daraus, wie etwa Schlafmangel, zu wenig Bewegung, eine erhöhte neurologische Sensibilität und zunehmende Befürchtungen, lassen uns schnell vermuten, dass unser Schmerz durch eine körperliche Schädigung verursacht wird. Aber: Die wenigsten Nackenschmerzen sind mit körperlichen Schäden verbunden (weniger als 10 %), die allermeisten dagegen mit ungünstigen Verarbeitungs- und Managementsituationen (über 90 %) (Casser et al. 2019, DEGAM 2016, McCartney et al. 2018). All diese Erkenntnisse müssen in der Therapie von schmerzhaften Nackenbeschwerden beachtet werden.

Das optimale Verhalten im Umgang mit Nackenbeschwerden

Neben der körperlichen Beschaffenheit der Halswirbelsäule und den entsprechenden Gefahrenzeichen wurden in den vorhergehenden Abschnitten auch das Nervensystem und die Psyche beachtet. Dabei hast du bereits einige Mythen und Risiken hinsichtlich der Regeneration deiner Nackenbeschwerden kennengelernt. Aber damit nicht genug, denn was nützt dir die reine Information über ungünstige Prozesse und Methoden? Die Antwort soll lauten:

> *„Andere können dir zwar den Weg zeigen, aber lösen kannst du deine Nackenbeschwerden nur selbst."*

Damit liegt die Überleitung zum „optimalen" Verhalten auf der Hand. Ohne den richtigen Umgang, d. h. eine Änderung oder eine Ergänzung des bisher als „richtig" angenommenen Verhaltens, wirst du deine Schmerzbefreiung nur sehr mühsam erreichen, wenn überhaupt. Je nach Einteilung deiner Nackenschmerzen in akut, subakut oder chronisch verändert sich auch der Anspruch an dein Verhalten – dein Nackenmanagement. Es steht an, das aktuelle Verhalten zu reflektieren und Änderungen auf den Weg zu bringen.

Was ist zu tun?

Sofern du an akuten oder subakuten Nackenschmerzen leidest, sollte dein Handeln vor allem darauf ausgerichtet sein, den Übergang in die langandauernde, chronische Schmerzentwicklung zu vermeiden. Dazu sind die nachfolgenden Empfehlungen hilfreich. Wenn du bereits längere Zeit an Nackenschmerzen leidest, eignen sich die Empfehlungen, um das eigene Verhalten zu verändern bzw. zu optimieren:

- **Verbessere dein Verständnis von Nackenbeschwerden** durch seriöse Informationen (DEGAM 2016, McCartney et al. 2018, Scherer et al. 2009), z. B. gehen die allermeisten Nackenschmerzen nicht mit körperlichen Schäden einher und Wirbel können nicht spontan ausrenken. Geprüfte Gesundheitsinformationen, die in verständlicher Sprache aufbereitet sind, finden sich z. B. auf der Internetseite des Instituts für Qualität und Wirtschaftlichkeit im Gesundheitswesen (IQWiG 2019).
- **Vermeide übermäßige Sorgen** wie Angst vor Bewegungen. Sorgen und Ängste werden durch die innere Neigung zum „Dramatisieren" verstärkt (Cresswell et al. 2020). Daher empfiehlt es sich, die eigene Einstellung zu hinterfragen und sich um den Abbau von katastrophisierenden Gedanken zugunsten von Selbstvertrauen und -wirksamkeit zu bemühen.
- **Vermeide Überbelastung** durch Stress oder körperliche Überbelastung (z. B. beruflich, familiär, freizeitbezogen) mithilfe von Entspannungstechniken (Bruflat et al. 2012, Jeitler et al. 2015).
- **Verbessere deine körperliche Belastbarkeit**, z. B. Regenerationsfähigkeit, Stoffwechselsituation, Kraft, Ansteuerung und Wahrnehmung von Bewegungen, stufenweise mithilfe von entsprechendem Training (DEGAM 2016, McCartney et al. 2018).
- **Strukturiere deine wichtigen alltäglichen Aufgaben und deinen Tagesablauf** durch gezielte Wahrnehmung und Reflexion, z. B. durch das Einplanen von genügend Regenerationszeit, Bewegung und Schlaf (Davin et al. 2014). Insbesondere bei monotoner Arbeitshaltung wie bei Bürotätigkeiten empfiehlt sich eine regelmäßige aktive Pausengestaltung [➦ „Pausenprogramm", S. 88]
- **Vermeide bzw. ersetze rein körperliche und kurzweilige Therapiemaßnahmen**, wie Massagen, Schmerzmittel oder die Mobilisation der Wirbelgelenke, durch langfristige Methoden wie z. B.

ein stufenweises Training zur Belastbarkeitssteigerung oder regelmäßige Entspannungsübungen (DEGAM 2016, McCartney et al. 2018).

Genauere Informationen zur Umsetzung von Maßnahmen, die dein Verhalten im Zusammenhang mit deinen Nackenbeschwerden betreffen, findest du im Kapitel „Das Verhaltensprogramm" [S. 117].

Lebensführung

Aus den Empfehlungen des vorhergehenden Abschnitts ist ersichtlich, dass es sich bei der Selbstbehandlung deiner Nackenschmerzen um mehr als die bloße Ausführung von Trainingseinheiten handelt. Es geht um nicht weniger als darum, deine Lebensführung zu verändern! Aber du kannst darauf vertrauen, dass die im Praxisteil vorgestellten Programme dich zuverlässig und einfach umsetzbar zu einem gestärkten und belastbaren Nacken führen werden. Das macht diesen praktischen Leitfaden für dich so wertvoll.

Die Programme nehmen die Schwerpunkte „Nackenschmerz", „Bewegungseinschränkung der Halswirbelsäule" und „Verhalten" auf. Gelingt es dir, diese zu verinnerlichen und die entsprechenden Maßnahmen dazu erfolgreich umzusetzen, steigt die Qualität deiner Lebensführung deutlich an. Du wirst einen Zugewinn an Vitalität und Lebensfreude erleben.

Damit die drei Schwerpunkte zur Selbstbehandlung deines Nackens so perfekt wie möglich funktionieren, sind hier noch einige „Begleitumstände" zusammengestellt, die es zu beherzigen gilt und von denen einige dir sicherlich bereits bekannt sind:

- **Regelmäßige und zielgerichtete Aktivität:** Führe deine Aktivitäten lieber häufiger, aber dafür in geringer bis moderater Intensität durch als selten, übermotiviert und hart. Dafür eignen sich z. B. Spaziergänge am Morgen und/oder Abend, lockere Übungen, wie sie in diesem Buch beschrieben sind, oder aktive Freizeitbeschäftigungen mit Freunden (DEGAM 2016, McCartney et al. 2018). Die Gesundheit deines Nackens und deiner Halswirbelsäule ist dein Ziel, nicht dein Muskelwachstum oder Ähnliches.
- **Entspannung und Regeneration:** Du kannst nur belastbar sein, wenn du dir Pausen zur Erholung gönnst und dich regelmäßig entspannst! Das gilt auch für deinen Nacken. Finde das richtige Gleichgewicht zwischen Belastung und Entlastung im Alltag. Dies bezieht sich vor allem auf die Situation im Berufsleben, aber auch auf das Familienleben oder den Sport. Entspannungstechniken und regelmäßiger, ausreichender Schlaf über mindestens 7 Stunden pro Tag helfen (Vyazovskiy 2015). Führe die Entspannungsübungen am besten vor dem Schlafengehen durch.
- **Wissenschaftlich geprüfte Informationen:** Viele Ratschläge sind gut gemeint, aber sie stimmen nicht! Daher ist es wichtig, dass du geprüfte Informationen erhältst [➜ „Zehn Mythen über Nackenschmerzen" S. 10]. Um auch deine sorgenvollen Gedanken und dadurch negative Folgen, wie z. B. eine unnötige Verängstigung, zu vermeiden, sind korrekte, fachliche Informationen wichtig. Deine Nackenbeschwerden sind unangenehm genug, du solltest dir daher nicht deine Zuversicht, deine Motivation und deine Belastbarkeit rauben lassen. Dasselbe gilt für das Thema „Ernährung". Viele Empfehlungen basieren auf ungeprüften Aussagen, die den Anbietern nur dazu dienen, sich an Trends zu bereichern (Ridgway et al. 2019).
- **Selbstvertrauen und Motivation** im Zusammenhang mit dem eigenen Nacken: Nur wenn du zum einen motiviert bist und

zum anderen Vertrauen in deine Fähigkeiten hast, wirst du langfristig deine Nackenbeschwerden kontrollieren können.

→ **Selbsteinschätzung und Reflexion:** Um weiterzukommen, musst du wissen, wo du wirklich stehst und was du schon geschafft hast. Durch das regelmäßige Protokollieren deiner aktuellen Beschwerden kannst du kleine und große Erfolge besser erkennen und dadurch deine Motivation auch langfristig erhalten.

→ **Ernährung:** Eine ideale Versorgung mit Nährstoffen und eine entzündungshemmende Ernährung können helfen, deinen Nacken belastbarer zu halten.

Das Wichtigste über Ernährung

Ein wichtiger Aspekt ist, auf die gesundheitsschädigende oder -fördernde Wirkung von Nahrungs- und Genussmittel zu achten. Neben den bekannten Warnungen vor Nikotin, Alkohol und Zucker sollte die Entzündungsförderung durch rotes Fleisch oder Wurstwaren (Chen et al. 2018, Elma et al. 2020, Watzl 2008) berücksichtigt und deren übermäßiger Verzehr vermieden werden. Hinzuzufügen sind dem täglichen Speiseplan dagegen Nahrungsmittel mit entzündungshemmender Wirkung. Dazu gehören Kurkuma, Fenchel, Ingwer, Knoblauch, Zwiebeln, Blaubeeren, Sauerkraut und Walnüsse.

Nicht zu vergessen ist auch die ausreichende Flüssigkeitszufuhr. Mindestens zwei Liter täglich sind genug. Dein Flüssigkeitsbedarf hängt auch von deiner körperlichen Aktivität und dem Schwitzen ab. Du benötigst pro Stunde Sport mindestens 0,5 Liter Flüssigkeit extra. Erhöhe also die Trinkmenge, sobald du körperlich aktiv wirst (Armstrong & Johnson 2018).

Die von uns favorisierten Methoden und Tipps mögen einfach klingen, und genau das sind sie in der Theorie auch, was nicht bedeutet, dass es auch in der Praxis einfach ist, jahrelange Gewohnheiten aufzugeben und durch neue Verhaltensweisen und Essgewohnheiten zu ersetzen.

Wir wollen, dass du mit der Ernährung eine Verbesserung deines Gesundheitszustands erreichst und dieser die Bekämpfung deiner Nackenbeschwerden unterstützt. Unnütze oder künstlich komplizierte Methoden kommen dafür nicht infrage, und manche herkömmliche Überzeugung ist schlichtweg falsch. Ein Beispiel dafür ist der immer noch verbreitete Glaube, dass Milch ein enorm bedeutendes Nahrungsmittel ist und man ohne Milch keine gesunden Knochen entwickeln kann. In Wirklichkeit ist Milch nicht einzigartig zur Unterstützung gesunder Knochen. Das belegen aktuelle und umfangreich durchgeführte Forschungsarbeiten (Willett & Ludwig 2020). Der Kalziumanteil, den du für die Gesundheit deiner Knochen benötigst, ist auch genauso in pflanzlichen Nahrungsmitteln enthalten. Ein Vergleich: 100 ml Kuhmilch enthalten ca. 120 mg Kalzium. Dagegen enthält das kalorienfreie Mineralwasser ca. 150 mg Kalzium pro 100 ml. Dieses ist aufgrund seiner ionisierten (basischen) Form sogar viel einfacher vom Körper verwertbar. Ein weiteres Beispiel zur alternativen Kalziumaufnahme sind Mandeln. Diese enthalten bis zu 260 mg Kalzium pro 100 g (Willett & Ludwig 2020). Dasselbe gilt für einen Mandeldrink. Altbekannte Glaubenssätze gilt es gerade im Hinblick auf die Ernährung kritisch zu betrachten.

An dieser Stelle nun enden unsere Ausführungen zu den Grundlagen unserer Schmerzprogramme. Natürlich ließen sich diese bei Weitem detaillierter und umfassender darstellen. Wer daran interessiert ist, sei auf die zitierte Literatur verwiesen. Uns ging es in erste Linie darum, in knapper Form die wissenschaftlichen Erkenntnisse vorzustellen, auf denen unsere getesteten Übungsprogramme beruhen, und offenzulegen, warum wir sie dir empfehlen. Die Theorie dahinter ist „die Mutter der Praxis" und damit auch die deiner Lösungen.

Nun halte dich nicht länger mit den Hintergründen auf und starte deine Rehabilitation!

„Hilf dir selbst!"

Der Grundsatz „Hilf dir selbst!" ist nach wissenschaftlich ergründetem Wissen über die nachhaltige Bekämpfung von Halswirbelsäulenbeschwerden unumgänglich (DEGAM 2016, McCartney et al. 2018). Alle in diesem Ratgeber vermittelten Programme sind auf eine möglichst effiziente Anwendbarkeit ausgelegt. Das bedeutet, es werden dir nur Übungen oder Methoden vorgestellt, die du zu Hause oder an jedem Ort umsetzen kannst (Hotel, Büro, Fitnessstudio oder Park) und die auf deine persönlichen Nackenbeschwerden zugeschnitten sind.

Als Erstes benötigst du dazu eine Analyse deines aktuellen Befindens, d. h., du brauchst eine Vorstellung von deinem Zustand: Wie schätzt du ihn ein? Dein Zustand bildet sich aus deinem Schmerz, deiner Bewegungseinschränkung, z. B. beim Nach-oben-Schauen, und aus deiner Belastungsangst. Vielleicht betrifft dich persönlich nur eines dieser drei Probleme. Dann wirst du aber genauso ein für dich passendes Therapieprogramm durchlaufen können. Mithilfe unseres Analysewerkzeugs bestimmst du selbst, was und in welchem Ausmaß du etwas empfindest. Niemand interpretiert deine Wahrnehmung – weder ein Arzt noch ein Therapeut. Du selbst bist dein bester Diagnostiker, da nur du deinen Körper und deine Gedanken fühlen kannst. Bitte nutze diese Analysesysteme, die wir als Selbsteinschätzung bezeichnen. Du findest sie im Rahmen jedes Übungsprogramms. Es ist einfach!

Praxis

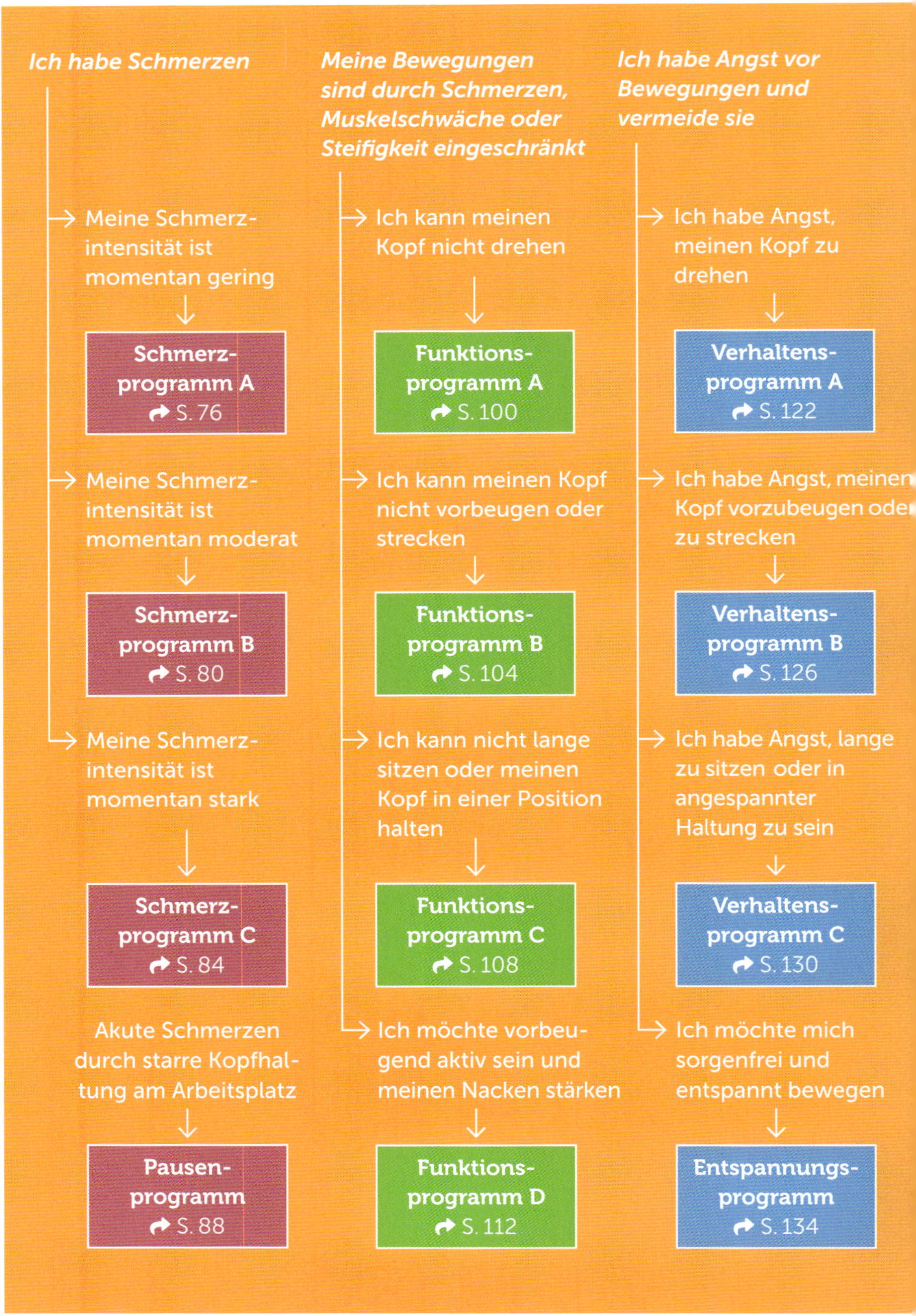

Ich habe Schmerzen

- Meine Schmerzintensität ist momentan gering → **Schmerzprogramm A** S. 76
- Meine Schmerzintensität ist momentan moderat → **Schmerzprogramm B** S. 80
- Meine Schmerzintensität ist momentan stark → **Schmerzprogramm C** S. 84

Akute Schmerzen durch starre Kopfhaltung am Arbeitsplatz → **Pausenprogramm** S. 88

Meine Bewegungen sind durch Schmerzen, Muskelschwäche oder Steifigkeit eingeschränkt

- Ich kann meinen Kopf nicht drehen → **Funktionsprogramm A** S. 100
- Ich kann meinen Kopf nicht vorbeugen oder strecken → **Funktionsprogramm B** S. 104
- Ich kann nicht lange sitzen oder meinen Kopf in einer Position halten → **Funktionsprogramm C** S. 108
- Ich möchte vorbeugend aktiv sein und meinen Nacken stärken → **Funktionsprogramm D** S. 112

Ich habe Angst vor Bewegungen und vermeide sie

- Ich habe Angst, meinen Kopf zu drehen → **Verhaltensprogramm A** S. 122
- Ich habe Angst, meinen Kopf vorzubeugen oder zu strecken → **Verhaltensprogramm B** S. 126
- Ich habe Angst, lange zu sitzen oder in angespannter Haltung zu sein → **Verhaltensprogramm C** S. 130
- Ich möchte mich sorgenfrei und entspannt bewegen → **Entspannungsprogramm** S. 134

Die drei Wege zur nachhaltigen Schmerz- und Bewegungsfreiheit

DEIN AUSGANGSPUNKT

Wie geht es dir in diesem Moment? Stehen für dich (langanhaltende) Schmerzen im Vordergrund? Dann starte mit dem *Schmerzprogramm* [➦S. 73]. Oder ist nur eine bestimmte Bewegung eingeschränkt und du hast das Gefühl, dass dir Kraft und Beweglichkeit fehlen? Dann ist das *Funktionsprogramm* [➦S. 93] für dich im ersten Schritt genau richtig. Wenn du dich vor bestimmten Tätigkeiten oder Bewegungen fürchtest, schaue dir das *Verhaltensprogramm* [➦S. 117] an.

Du entscheidest über deinen Weg!

Unsere Empfehlungen für deine nachhaltige Selbstbehandlung beruhen auf drei eigenständigen Therapieprogrammen:

1. **Schmerzprogramm** (Reduktion von Schmerzen)
2. **Funktionsprogramm** (Verbesserung von Kraft und Beweglichkeit)
3. **Verhaltensprogramm** (Reduktion von Belastungsangst)

Je nach Stärke deiner Beschwerden musst du für die Durchführung der Programme zwischen ca. 20 Minuten täglich und höchstens zwei Stunden pro Woche investieren. So benötigst du beispielsweise für das „Schmerzprogramm A“ höchstens 24 Minuten pro Tag und für das „Präventionsprogramm“ ca. 90 Minuten pro Woche. Diesen Aufwand sollte dir deine Gesundheit wert sein. Und zur Beruhigung: Die Programme sind vielseitig und wurden von unseren Patienten als attraktiv bewertet.

Alle Therapieprogramme beinhalten einfache Übungen und Möglichkeiten zur Selbsteinschätzung. Wir haben dir die Übungen im Kapitel „Die Übungen“ [➦S. 139] aufgelistet und kurz erläutert, damit du ausreichende Einblicke in die Ziele und die ideale Ausführung der Übungen hast. Wann du was machen solltest, basiert auf deiner jeweiligen Selbsteinschätzung. Sie ist das Zentrum und die „Messlatte“ deiner Befindlichkeit. Du lernst zu spüren, welcher Schmerz bzw. welche Einschränkungen in deinem Körper vorliegen, wenn du die Programme durchführst. Keine Sorge! Wie man zu einer Selbsteinschätzung kommt, wird genau erklärt [➦S. 62].

Dein Werkzeugkasten

Das „Handwerkszeug", das du für deine Rückenbehandlung brauchst, lässt sich grob in drei Bereiche gliedern:

- praktische Hilfsmittel
- Selbsteinschätzung
- Gesamtmenge der infrage kommenden Übungen

Praktische Hilfsmittel

Du benötigst zur Durchführung der Übungen eine **Matte** (ca. 2 Meter lang und mindestens 50 cm breit), zwei **Kurzhanteln**, einen kleinen **Gymnastikball**, z. B. Pezzi-Ball (ca. 25 cm Durchmesser) und für das Vorbeugungsprogramm (Funktionsprogramm D) idealerweise eine **Klimmzugstange**. Als Alternative zu den Kurzhanteln kannst du zwei gefüllte Trinkflaschen verwenden. Falls kein Gymnastikball verfügbar ist, kann ein **gefaltetes Handtuch** oder ein **festes Kissen** genutzt werden. Bei einigen Übungen bieten sich alternative Ausgangsstellungen auf einem großen Gymnastikball (ca. 75 cm Durchmesser) an, um die Ausführung zu erleichtern. Allerdings ist dieser nicht zwingend notwendig.

Informationen zu den Kurzhanteln

- Leichte Kurzhanteln = 0,5–2 kg
- Mittelschwere Kurzhanteln = 2–5 kg
- Schwere Kurzhanteln = 5–10 kg

Am besten eignet sich zur Durchführung der Übungen **bequeme Sportkleidung**, damit du vor allem in den Beweglichkeitsübungen nicht unnötig eingeschränkt bist. Ein **ruhiger Ort** bei der Programmumsetzung hilft dir, zu entspannen und dich auf dich selbst zu konzentrieren.

Zur optimalen Durchführung der Therapieprogramme im Bereich „Verhalten" empfehlen wir dir zudem, einen **Spiegel** zu nutzen. So kannst du dich selbst leichter korrigieren. Auch erleichtert dir der Spiegel, deinen Fortschritt zu erkennen.

Selbsteinschätzung

Selbsteinschätzung ist ein zentrales Element in allen Programmen und ein entscheidender Teil deiner Selbsthilfe. Selbsteinschätzung ist die Einschätzung deiner momentanen Befindlichkeit. Dabei geht es um die bereits bekannten großen Bereiche:

→ Schmerz
→ eingeschränkte Bewegungen
→ durch Belastungsangst eingeschränkte Bewegungen

Ganz am Anfang dient die Selbsteinschätzung zur Feststellung, welches der Programme für dich das passende ist. Durch sie erfolgt quasi eine „Weichenstellung". Deine Selbsteinschätzungen bei den Übungsprogrammen haben die Aufgabe, dir Feedback über deine Verfassung und deinen Fortschritt bei der Befreiung von deinen Nackenbeschwerden zu geben.

Nutzen der Selbsteinschätzung

Möglicherweise fragst du dich, wozu diese Selbsteinschätzung überhaupt wichtig ist. Es sind vier Aspekte:

→ Deine Therapie wird nur dann individuell, wenn du deine persönlichen Beschwerden auch individuell einschätzen kannst.

Du selbst bestimmst, wie stark deine Beschwerden sind! Das ist ein entscheidender Vorteil, denn kein Arzt oder Therapeut kann diese so genau bestimmen wie du.

- → Weiterhin musst du deinen Prozess genau überprüfen können, um wirklich langfristig Erfolg zu haben. Dazu helfen dir die Selbsteinschätzungen. Sie funktionieren wie Messungen, die du immer wieder miteinander vergleichen kannst.
- → Du kannst durch die Selbsteinschätzungen deinen Prozess genau verfolgen. Stelle dir vor, du verbesserst dich stetig und erkennst dies auch ganz klar. Das ist so etwas wie ein Belohnungssystem!
- → Wie denkst du, fühlst du dich, wenn deine Entwicklungskurve stetig positiv ansteigt? Natürlich: Du erlangst deine Motivation und vor allem dein Vertrauen zurück. Dies verhilft dir zu mehr Belastbarkeit und dadurch auch zu einer besseren Lebensqualität.

Messinstrumente

Für deine Beschwerden in den drei Bereichen musst du deine momentane Schmerzintensität, das Ausmaß deiner Bewegungseinschränkung und deine Belastungsangst anhand der Skala von 0 (gar keine Schmerzen/Beeinträchtigungen/Ängste) bis 10 (maximale Schmerzen/Beeinträchtigungen/Ängste) [Abb. 7] einschätzen. Deine Selbsteinschätzung bestimmt dann auch die Auswahl und den Schwierigkeitsgrad des jeweiligen Übungsprogramms.

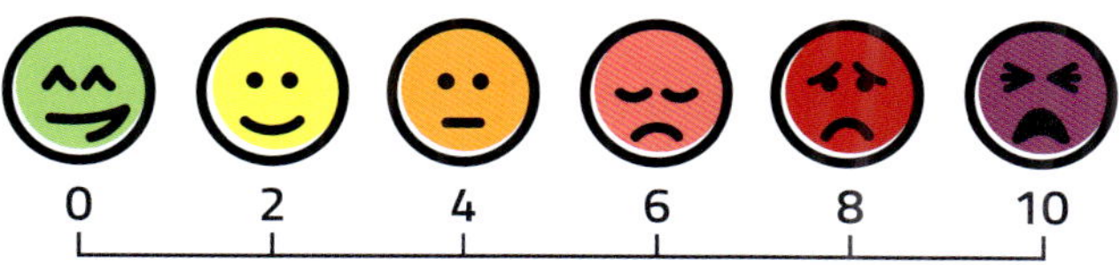

Abb. 7 Skala zur Selbsteinschätzung von Schmerz, Bewegungseinschränkungen und Angst vor Bewegungen.

Schmerz messen

Du kannst beispielsweise einschätzen, wie stark gerade in einem bestimmten Moment deine Schmerzen sind – egal, ob im Ruhezustand oder bei einer bestimmten Bewegung. Wichtig ist, dass du immer dasselbe misst bzw. einschätzt. Nutze dafür die Skala von 0 (gar kein Schmerz) bis 10 (maximal vorstellbarer Schmerz). Probiere es gerade einfach aus: Schließe die Augen: Hast du Schmerzen? Fokussiere deine Aufmerksamkeit auf die Schmerzen! Gebe den Schmerzen eine Zahl von 0 (gar kein Schmerz) bis 10 (maximal vorstellbarer Schmerz). Du hast gerade keine Schmerzen? Dann gib dir eine 0. Das war es. Schätzt du beispielsweise deinen Schmerz als „mittelschwer" (3–5 auf der Schmerzskala) ein, geht es weiter mit dem Schmerzprogramm B. So einfach ist die Selbsteinschätzung beim Schmerz!

Bewegungseinschränkung messen

Deine Bewegung kann durch Muskelsteifigkeit, -schwäche oder Schmerz schwerfallen. Für den Bereich „Bewegungseinschränkung" musst du einschätzen, welche und wie stark die Bewegung eingeschränkt ist. Genau wie im Bereich Schmerz bestimmt deine Selbsteinschätzung auch bei der Bewegungseinschränkung die Auswahl und den Schwierigkeitsgrad des entsprechenden Übungsprogramms [👁 Abb. 7, S. 63]. Führe die Einschätzung dann auch vor und nach den jeweiligen Übungen durch. Du richtest dich dabei wieder nach den Zahlen 0 (keine Einschränkung) bis 10 (maximale Einschränkung). Die Einschränkungen beziehen sich entweder auf deine Beweglichkeit oder auf deine Kraft, die du für verschiedene Bewegungsmuster benötigst. Ist deine Bewegung durch Schmerz nicht vollständig ausführbar, bewertest du entsprechend die Bewegungseinschränkung, die durch Schmerz verursacht wird.

Belastungsangst messen

Für den Bereich „Angst vor Bewegungen" musst du ebenfalls dein momentanes Empfinden einschätzen – und zwar anfangs zur Aus-

Bewegungsmuster	Einschrän-kungen Niveau 0–10	Angst vor Belastung Niveau 0–10
Rotationsmuster		
Nach links und rechts schauen, z. B. beim Überqueren einer Straße		
Umdrehen wie beim Schulterblick im Auto		
In den schräg positionierten PC blicken		
Beuge- und Streckmuster		
Nach-oben-Schauen, wie um einen hochgestellten Gegenstand anzuschauen		
Rasches Beschleunigen mit dem Fahrrad oder dem Auto		
Kopf-nach-hinten-Neigen wie beim Fahrradfahren		
Statik- und Ausdauermuster		
Längeres Sitzen mit vorgebeugter Kopfhaltung, z. B. am Büroarbeitsplatz oder bei einem Handwerk wie Nähen		
Längeres Fahrrad- oder Autofahren		
Längeres Tragen schwerer Gegenstände, z. B. Einkaufstaschen		

Tab. 3 Testszenarien für deine Selbsteinschätzung der Bewegungseinschränkung und der Angst vor Bewegungen (Drehbewegungen, Beugen und Strecken, langes Sitzen und Tragen).

wahl des Übungsprogramms und dann auch vor und nach den jeweiligen Übungen, die wir dir präsentieren. Du orientierst dich wiederum an den Zahlen 0 (keine Angst) bis 10 (maximale Angst). Die Angst vor Schmerzen oder Verletzungen durch bestimmte Bewegungsmuster kann sehr unterschiedlich stark ausgeprägt sein und muss deshalb klar von dir bestimmt werden [Abb. 7, S. 63].

Teste deine Beweglichkeit und Bewegungsängste

Für die Selbsteinschätzung in den Bereichen „eingeschränkte Bewegungen" und „Angst vor Bewegungen" geben wir Dir eine Art Katalog an Testszenarien [Tab. 3, S. 65] an die Hand, mit denen du zuverlässig den aktuellen Beschwerdestatus deiner Nackenschmerzen prüfen und dir bewusst machen kannst. Je nach Ergebnis gelangst du damit zu dem für dich effektiven Übungsprogramm zur Reduktion deiner Einschränkungen.

Beispiele zur Selbsteinschätzung

Schmerz bei Bewegungsmustern

Nach-oben-Schauen

Jedes Mal, wenn du nach oben schaust und deinen Kopf dabei in den Nacken legst, z. B. um einen hochgestellten Gegenstand anzuschauen, empfindest du Schmerzen. Diese verstärken sich, umso weiter du nach oben schauen und deinen Kopf strecken möchtest.

Beweglichkeitseinschränkung

Drehung des Kopfes beim Einparken (Schulterblick)

Du möchtest am Morgen mit deinem Auto ausparken und empfindest eine unangenehme, ziehende Steifigkeit in deiner Halswirbelsäule. Diese hindert dich am Drehen deines Kopfes, sodass der Schulterblick nicht in vollem Umfang möglich ist.

Krafteinschränkung

Tragen von Gegenständen, z. B. Einkaufstüten

Beim Tragen der schweren Tüten fühlst du schnell eine starke Anspannung deiner Nackenmuskulatur. Du schaffst es nicht, weil du schlichtweg zu schwach bist, um die Tüten anzuheben oder sie über eine längere Strecke zu tragen.

Belastungsangst

Langes Sitzen

Du hast Erfahrung mit Nackenbeschwerden und empfindest schon Schmerzen, wenn du nur an deinen Arbeitsplatz im Büro denkst. Das lange Sitzen bereitete dir früher schon so große Schmerzen, dass allein der Gedanke daran bei dir Befürchtungen aufkommen lässt.

Drehen des Kopfes beim Überqueren der Straße

Jedes Mal, wenn du vor einer Straße stehst und zum Überqueren nach links und rechts schauen möchtest, bist du besorgt, dich an der Bandscheibe zu verletzen. Du hattest schon einmal Beschwerden mit der Bandscheibe und befürchtest, diese durch die Kopfdrehung erneut zu aktivieren.

Protokoll zur Messung von Schmerz, Bewegungseinschränkung und Belastungsangst

Achtung – an dieser Stelle kommt für viele ein vermutlich etwas lästiger, aber der wichtigste Teil deiner Selbsteinschätzungen: Du musst deinen Erfolgsprozess klar verfolgen können! Dadurch fällt es dir viel leichter, deinen Fortschritt zu erkennen und langfristig am Ball zu bleiben. Dafür haben wir ein **Formular** erstellt [Abb. 8, S. 69], das die bereits bekannte Skala von 0–10 (von oben nach unten) zeigt und für die Einschätzung der Beschwerden in den drei Bereichen genutzt werden soll: Schmerz, Bewegungseinschränkung und Belastungsangst. Wenn du in allen Bereichen Übungen machst, benutzt du drei Exemplare des Formulars und kennzeichnest sie durch die passenden Einträge in der ersten Zeile.

Das Protokoll ist für einen Zeitraum von sieben Tagen à drei Messzeitpunkte morgens (M1), mittags (M2) und abends (M3) bestimmt, in die du die Werte der Selbsteinschätzung einträgst, z. B. der Belastungsangst oder Schmerzintensität. Je nach Übungsprogramm variiert die empfohlene Durchführungshäufigkeit. Jedes Mal, wenn du ein Übungsprogramm durchführst, trägst du das Ergebnis der Selbsteinschätzung in einen der Messzeitpunkte ein. Es gibt z. B. Übungsprogramme, die du täglich zweimal durchführen sollst, sodass du pro Tag zwei Spalten (in diesem Fall M1 und M2) ausfüllst und eine Spalte leer bleibt. Falls du aus irgendeinem Grund den täglichen Rhythmus nicht umsetzen kannst, trägst du in die Spalten an diesem Tag nichts ein.

Die Ziffer „0" bedeutet immer „Ergebnis der Selbsteinschätzung vor dem Übungsprogramm" und der Buchstabe „X" bezieht sich auf das Ergebnis der Selbsteinschätzung nach den Übungen. Wenn du nach einer Woche die eingetragenen Zeichen 0 bzw. X mit jeweils einer Linie verbindest, erhältst du zwei Kurven. Diese Kurven zeigen dir dann ganz klar, in welche Richtung sich deine Beschwerdeintensitäten entwickeln. Entweder in Richtung null (= keine Beschwerden) oder in Richtung 10 (maximale Beschwerden).

Für das Dokumentieren deiner Selbsteinschätzungen bei Bewegungseinschränkungen und Belastungsängsten trägst du zusätzlich ein, welches Bewegungsmuster getestet wird, z. B. Schulterblick (Rotation). Du brauchst immer nur das eine Bewegungsmuster zur Selbsteinschätzung durchführen, das zu Anfang die Programmwahl bestimmt hat, nicht mehrere!

Das Formular kannst du über den QR-Code auf ➜S. 191 herunterladen und ausdrucken.

☐ Schmerz ☐ Einschränkung ☐ Belastungsangst: ____________ begonnen am: ______

Niveau 0–10	1. Tag			2. Tag			3. Tag			4. Tag			5. Tag			6. Tag			7. Tag		
	M1	M2	M3	M1	M2	M3	M1	M2	M3	M1	M2	M3	M1	M2	M3	M1	M2	M3	M1	M2	M3
0																					
1																					
2																					
3																					
4																					
5																					
6																					
7																					
8																					
9																					
10																					

Abb. 8 Blankoformular, um den Verlauf deiner Nackenbeschwerden sichtbar zu machen

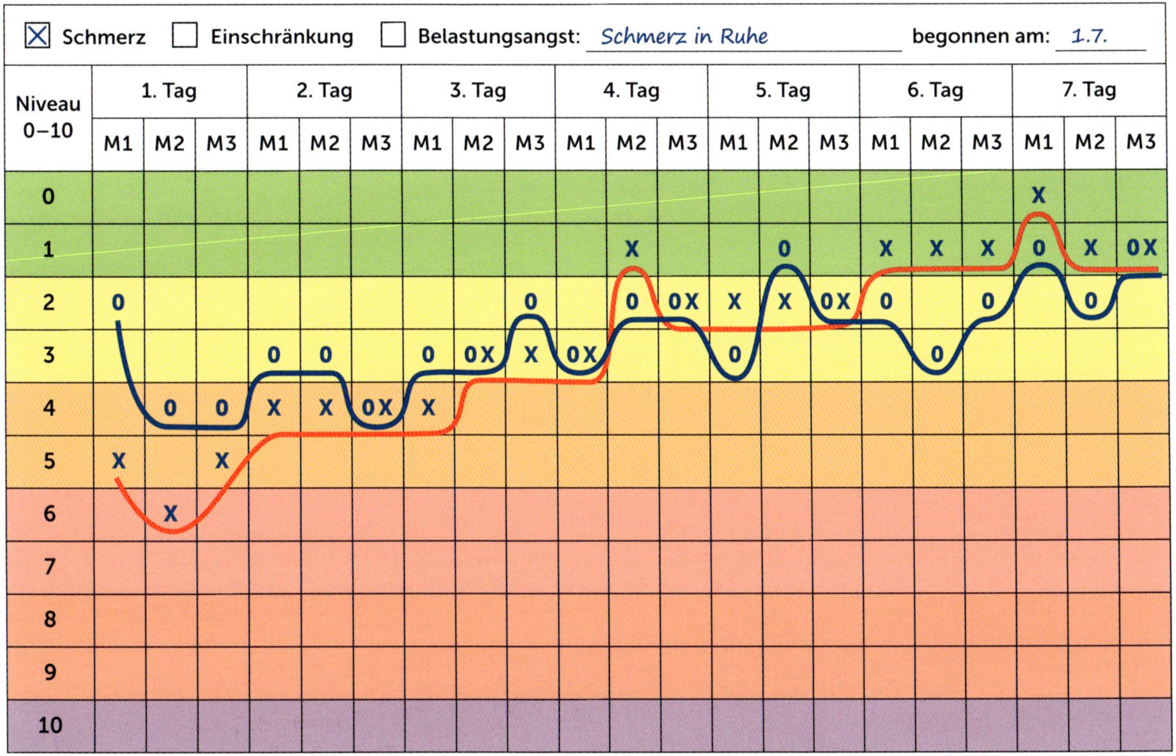

☒ Schmerz ☐ Einschränkung ☐ Belastungsangst: *Schmerz in Ruhe* begonnen am: *1.7.*

Niveau 0–10	1. Tag			2. Tag			3. Tag			4. Tag			5. Tag			6. Tag			7. Tag		
	M1	M2	M3	M1	M2	M3	M1	M2	M3	M1	M2	M3	M1	M2	M3	M1	M2	M3	M1	M2	M3
0																			X		
1											X			0		X	X	X	0	X	0X
2	0								0		0	0X	X	X	0X	0		0		0	
3				0	0		0	0X	X	0X			0				0				
4		0	0	X	X	0X	X														
5	X		X																		
6		X																			
7																					
8																					
9																					
10																					

Abb. 9 Anwendungsbeispiel des Verlaufsprotokolls bei „Schmerzen". Das entsprechende Programm „Schmerzprogramm A" und die Selbsteinschätzung wurden dreimal täglich durchgeführt.

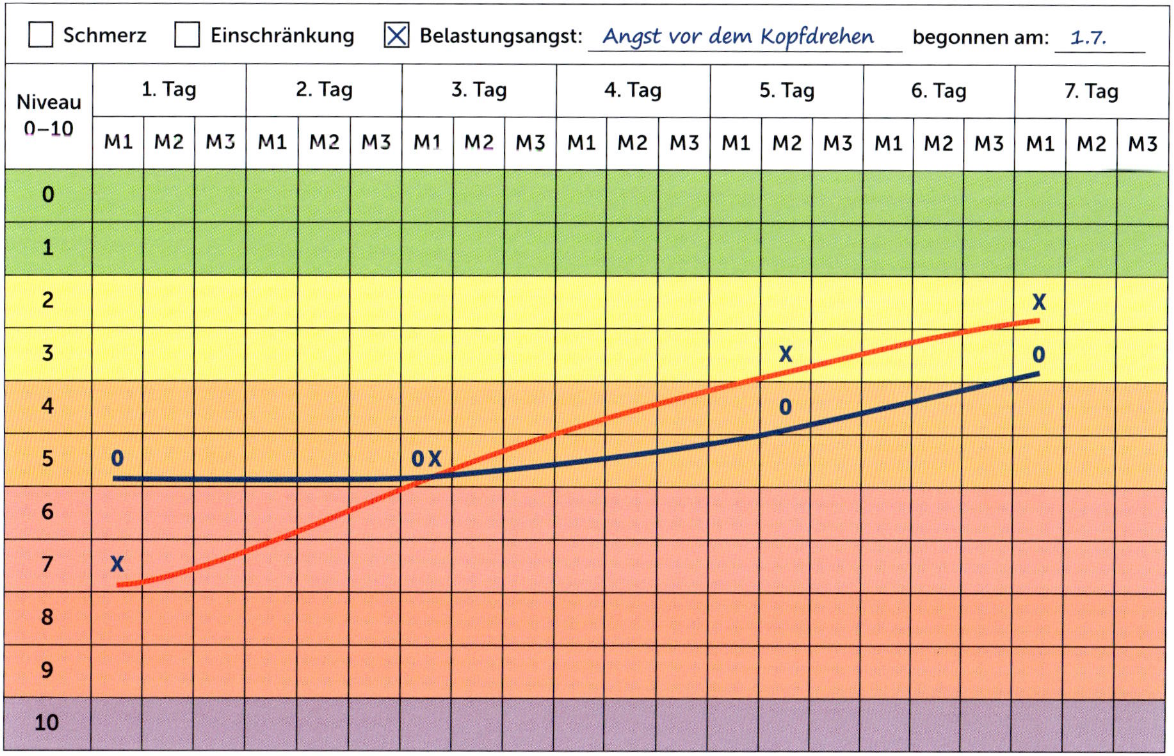

☐ Schmerz ☐ Einschränkung ☒ Belastungsangst: *Angst vor dem Kopfdrehen* begonnen am: *1.7.*

Niveau 0–10	1. Tag			2. Tag			3. Tag			4. Tag			5. Tag			6. Tag			7. Tag		
	M1	M2	M3	M1	M2	M3	M1	M2	M3	M1	M2	M3	M1	M2	M3	M1	M2	M3	M1	M2	M3
0																					
1																					
2																			X		
3														X					0		
4														0							
5	0						0X														
6																					
7	X																				
8																					
9																					
10																					

Abb. 10 Anwendungsbeispiel des Verlaufsprotokolls bei „Angst vor Belastung". Das entsprechende Programm „Verhaltensprogramm B" und die Selbsteinschätzung wurden jeden zweiten Tag durchgeführt.

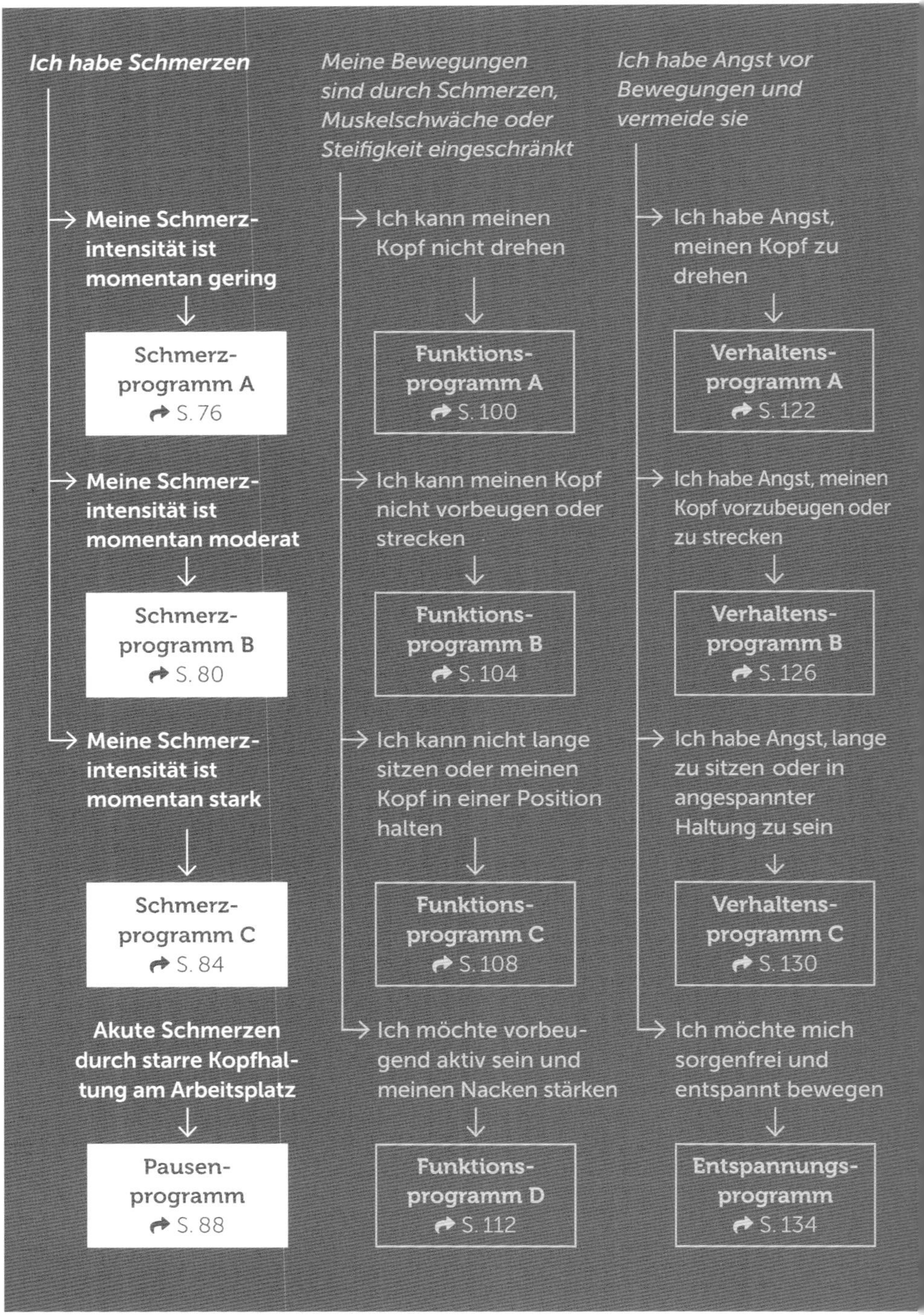

Ich habe Schmerzen

- Meine Schmerzintensität ist momentan gering
  - ↓ **Schmerzprogramm A** S. 76
- Meine Schmerzintensität ist momentan moderat
  - ↓ **Schmerzprogramm B** S. 80
- Meine Schmerzintensität ist momentan stark
  - ↓ **Schmerzprogramm C** S. 84

Akute Schmerzen durch starre Kopfhaltung am Arbeitsplatz
↓ **Pausenprogramm** S. 88

Meine Bewegungen sind durch Schmerzen, Muskelschwäche oder Steifigkeit eingeschränkt

- Ich kann meinen Kopf nicht drehen
  - ↓ **Funktionsprogramm A** S. 100
- Ich kann meinen Kopf nicht vorbeugen oder strecken
  - ↓ **Funktionsprogramm B** S. 104
- Ich kann nicht lange sitzen oder meinen Kopf in einer Position halten
  - ↓ **Funktionsprogramm C** S. 108
- Ich möchte vorbeugend aktiv sein und meinen Nacken stärken
  - ↓ **Funktionsprogramm D** S. 112

Ich habe Angst vor Bewegungen und vermeide sie

- Ich habe Angst, meinen Kopf zu drehen
  - ↓ **Verhaltensprogramm A** S. 122
- Ich habe Angst, meinen Kopf vorzubeugen oder zu strecken
  - ↓ **Verhaltensprogramm B** S. 126
- Ich habe Angst, lange zu sitzen oder in angespannter Haltung zu sein
  - ↓ **Verhaltensprogramm C** S. 130
- Ich möchte mich sorgenfrei und entspannt bewegen
  - ↓ **Entspannungsprogramm** S. 134

Das Schmerzprogramm

Schmerz ist der am meisten einschränkende Faktor im Zusammenhang mit deinen Nackenbeschwerden. Noch einmal: Zu beachten gilt, dass der Schmerz bei Nackenbeschwerden meist nicht auf Gefahrenzeichen hinweist, sondern auf akute Überlastungen des Nackens oder bei langanhaltenden Schmerzen auf eine Überlastung und Fehlsteuerung des Nervensystems. Diese Erkenntnis ist wichtig, damit du lernst, deine Schmerzen mit Bewegung zu bekämpfen. Die Schwerpunkte der Übungen des Schmerzprogramms beziehen sich auf die Bewegungskontrolle, Bewegungsansteuerung und auf die Stoffwechselaktivierung. Hinzu kommt dabei die Entwicklung von Selbstvertrauen hin zur Belastbarkeit.

Noch etwas zu den Übungen

Wir haben die Programme getestet – und zwar an den Menschen, die wir täglich behandeln. Unsere Patienten versichern, dass ihnen diese Programme geholfen haben.

Da Schmerz immer eine subjektive Erfahrung ist, muss dieser auch individuell therapiert werden. Um deiner individuellen Situation ein passendes Programm zuordnen und deine Erfolge messen zu können, benötigst du zu Beginn immer eine entsprechende Selbsteinschätzung [➜S. 62]. Je nach deiner Selbsteinschätzung wählst du eines der drei Schmerzprogramme (A, B, C). Die Einteilung erfolgt dabei nach deiner Beschwerdeintensität.

Die Übungsprogramme sind so gestaltet, dass sie eine positive neurophysiologische Wirkung auf dich ausüben. Vereinfacht gesagt:

Du lernst, dass du mithilfe der Übungen deine Schmerzerfahrung positiv verändern kannst. Du nimmst dadurch wahr, dass du selbst deine Schmerzintensität verändern kannst. Nach und nach wird der Unterschied zwischen vorher und nachher immer deutlicher werden. Du musst aber auch berücksichtigen, dass Schmerzen eine sehr langwierige Sache sein können. Dann brauchst du einfach mehr Geduld – und zwar um so mehr, je länger deine Schmerzen bisher andauerten. Trage ins Verlaufsprotokoll [➦S. 69] immer deine Schmerzintensität vor und nach der Durchführung des Übungsprogramms ein. Nur so wirst du das volle Potenzial des Schmerzprogramms für dich nutzen können.

⚠ Warnhinweis

Sollten sich deine Schmerzen (Beschwerden) deutlich verschlechtern, d. h. bis auf Stufe 8 oder mehr zunehmen, dann schaue dir noch einmal die Warnzeichen an [➦S. 37]. Bitte zögere dann nicht, umgehend ärztliche Hilfe in Anspruch zu nehmen. Manchmal ist die Situation doch komplexer als zunächst angenommen.

Bestimmung des IST-Zustands

- Führe zunächst die Selbsteinschätzung durch.
- Richte deine Selbsteinschätzung auf deine **momentane** Nackenschmerzintensität, die du damit beurteilst.
- Definiere deine Schmerzintensität mit einer für dich zutreffenden Zahl zwischen **0** (kein Schmerz) und **10** (maximal vorstellbarer Schmerz) auf der bereits bekannten Intensitätsskala [➦S. 63].
- Zur Protokollierung deiner Selbsteinschätzung und um deine Schmerzentwicklung später besser überprüfen zu können, trägst du den Wert in dein Verlaufsprotokoll ein [➦S. 69].

Auswahl deines individuellen Schmerzprogramms

Auf der Basis deiner Selbsteinschätzung wählst du dein Programm aus und machst dich mit den dort empfohlenen Übungen vertraut.

Schmerzskala (0–10)	Schmerz-intensität	Schmerz-programm	Seite
0 – <3	gering	Programm A	76
3 – 5	mittelschwer	Programm B	80
≥ 6	stark	Programm C	84

Tab. 4 Programmauswahl bei Schmerzen.

Schmerzprogramm A

Geringe Schmerzintensität (Stufe 1–2)

Eine geringe Schmerzintensität (Stufe 1–2) braucht vor allem eine kurzfristige Beruhigung und Entspannung. Der Fokus von Schmerzprogramm A liegt auf der Reduktion der individuellen, auslösenden Faktoren, wie z. B. der mechanischen Überlastung durch das Tragen schwerer Gegenstände oder das lange Verharren in einer Position. Auch soll damit die Entstehung von intensiveren und länger anhaltenden Schmerzen vermieden werden.

- Führe zuerst die Selbsteinschätzung durch [➦S. 74].
- Pro Bewegungsrichtung bei den Übungen brauchst du eine Sekunde, z. B. Gleiten nach vorne = 1 Sek., Gleiten nach hinten = 1 Sek. Allerdings weichen die Dehn- und Atemtechnikübungen von dieser Zeitangabe ab. Du findest die entsprechende Übungsbeschreibung auf dem Programmblatt [➦S. 78] oder im Kapitel „Die Übungen“ [➦S. 139].
- Beginne mit Übung 1, wiederhole sie so oft wie angegeben, beende sie und starte dann mit der nächsten Übung (Nr. 2).
- Erst wenn du alle fünf Übungen gemacht hast, wiederholst du das gesamte Schmerzprogramm A ein weiteres Mal.
- Führe nach Abschluss des 2. Durchgangs erneut die Selbsteinschätzung durch.
- Dokumentiere deine Selbsteinschätzung im Verlaufsprotokoll [➦S. 69].
- Wende das gesamte Programm zwei- bis dreimal täglich an, z. B. morgens, mittags und abends.
- Führe das Schmerzprogramm A mindestens so lange durch, bis deine Schmerzintensität auf unter 2 in Richtung null gesunken ist.

ZEITBEDARF

12 Minuten

HÄUFIGKEIT

2–3 mal täglich

(z. B. morgens, mittags oder abends)

DAUER PRO BEWEGUNGSRICHTUNG

1 Sekunde

(z. B. Gleiten nach vorne = 1 Sek., Gleiten nach hinten = 1 Sek.)

WIEDERHOLUNGEN

2 Durchgänge

ZIEL SCHMERZINTENSITÄT

1 oder geringer

(wechsle dann zu einem für dich passenden Funktionsprogramm)

HINWEISE

- → Bitte schaue dir die einzelnen Übungen genau an.
- → Lies bitte sorgfältig die Hinweise und mache dich *(ganz wichtig!)* **praktisch** mit den Übungen vertraut.
- → Führe dazu die Übung ein paarmal aus, sodass sich eine gewisse Vertrautheit und Routine einstellen und du die Programmführung anhand der Icons leicht nachvollziehen kannst.

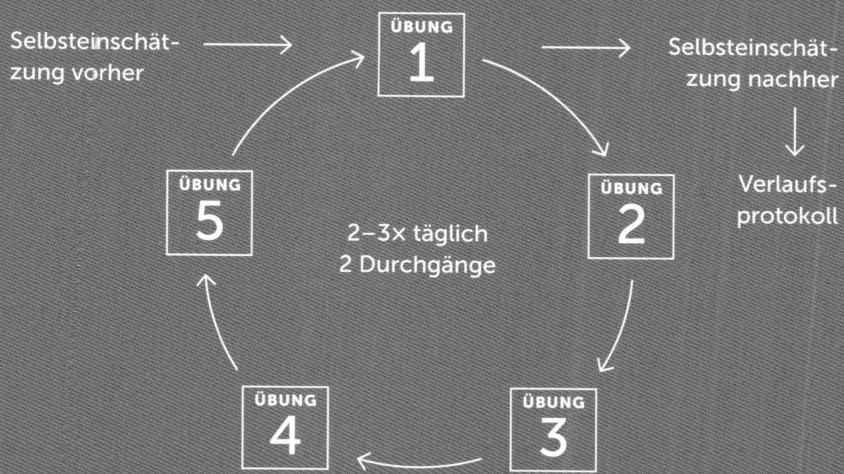

Schmerzprogramm A

Geringe Schmerzintensität (Stufe 1–2)

0–10 Selbsteinschätzung zur Schmerzintensität vorher

1 **Nackendehnung (mit Atemtechnik)**
1-mal li/re
Halte die Dehnung für 3 Ein- und Ausatemzüge (ca. 30 Sekunden) und verstärke die Dehnung während der Ausatmung. Wechsle danach die Seite.

2 **Gleitende Mobilisation**
10-mal vor/zurück
Vorgleiten: 1 Sekunde
Zurückgleiten: 1 Sekunde

3 **Schulterkreisen (mit Atemtechnik)**
10-mal vor-/rückwärts
Atme beim Schulterkreisen nach hinten 5 Sekunden ein und beim Kreisen nach vorne 5 Sekunden aus. Versuche, die Bewegungsgeschwindigkeit an deinen Atem anzupassen, und spüre, wie die Bewegung immer fließender wird.

4 **Rotationsübung**
10-mal li/re
Drehung zur Seite: 1 Sekunde
Drehung zur Mitte: 1 Sekunde

5 **Kopfkreisen**
5-mal li/re
Kreisen nach links: 1 Sekunde
Kreisen nach rechts: 1 Sekunde

Starte den 2. Durchgang der 5 Übungen

0–10 Selbsteinschätzung zur Schmerzintensität nachher

Zeitbedarf ca. 12 Minuten

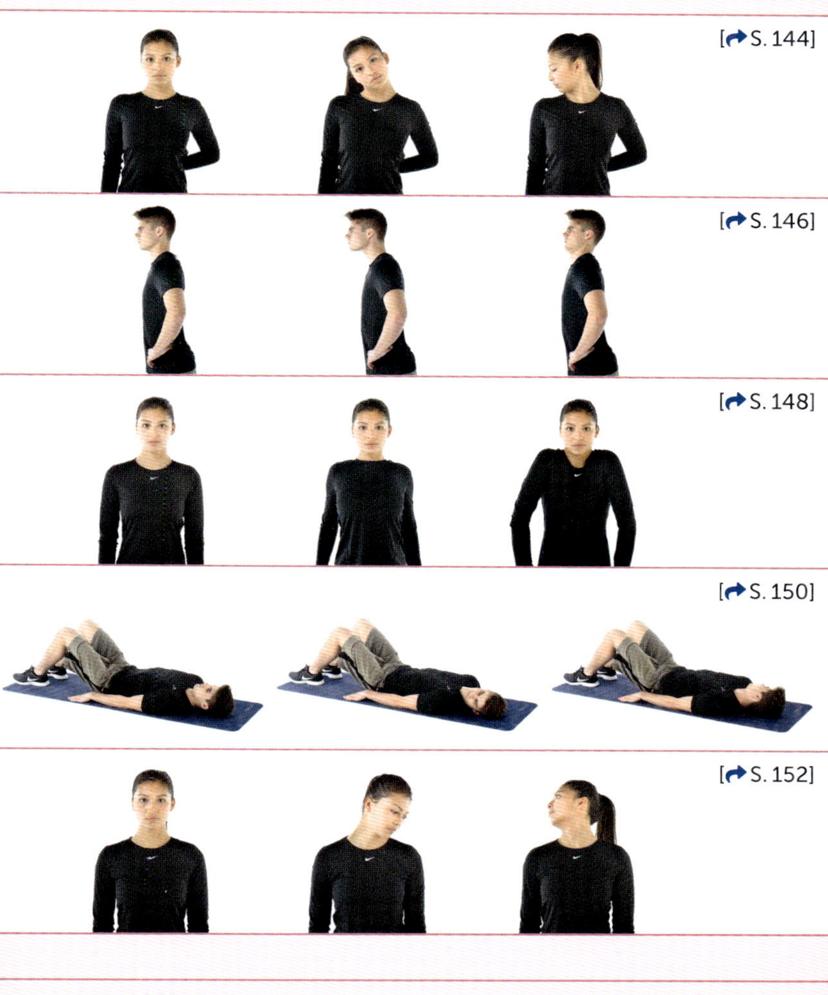

[➦ S. 144]

[➦ S. 146]

[➦ S. 148]

[➦ S. 150]

[➦ S. 152]

Schmerzprogramm B

Mittlere Schmerzintensität (Stufe 3–5)

Eine mittlere Schmerzintensität (Stufe 3–5) erfordert einen etwas aufwendigeren Übungsumfang. Zu den Übungen zur Beruhigung und Entspannung kommt hinzu, dass eine Grundlage für eine schmerzfreie Belastbarkeit geschaffen wird. Minimalziel dieses Programms ist es, eine weitere Verschlimmerung der Schmerzen zu verhindern.

- Führe zuerst die Selbsteinschätzung durch [➦S. 74].
- Pro Bewegungsrichtung bei den Übungen brauchst du in der Regel ca. 1 Sekunde, z. B. Beugen = 1 Sek., Strecken = 1 Sek. Allerdings weichen die Dehn- und Atemtechnikübungen von dieser Zeitangabe ab. Du findest die entsprechende Übungsbeschreibung auf dem Programmblatt [➦S. 82] oder im Kapitel „Die Übungen“ [➦S. 139].
- Beginne mit Übung 1, wiederhole sie so oft wie angegeben, beende sie und starte dann mit der nächsten Übung (Nr. 3).
- Erst wenn du alle sieben Übungen gemacht hast, wiederholst du das gesamte Schmerzprogramm B ein weiteres Mal.
- Führe nach Abschluss des 2. Durchgangs erneut die Selbsteinschätzung durch.
- Dokumentiere deine Selbsteinschätzung im Verlaufsprotokoll [➦S. 69].
- Wende das gesamte Programm einmal täglich an, z. B. morgens, mittags oder abends.
- Führe das Schmerzprogramm B mindestens so lange durch, bis deine Schmerzintensität auf 2 oder tiefer gesunken ist. Wenn du dies erreicht hast, kannst du zu einem für dich passenden Funktionsprogramm wechseln [➦S. 93].

ZEITBEDARF

17 Minuten

HÄUFIGKEIT

1 mal täglich

(z. B. morgens, mittags oder abends)

DAUER PRO BEWEGUNGSRICHTUNG

1 Sekunde

(z. B. Beugen = 1 Sek., Strecken = 1 Sek.)

WIEDERHOLUNGEN

2 Durchgänge

ZIEL SCHMERZINTENSITÄT

2 oder geringer

(wechsle dann zu einem für dich passenden Funktionsprogramm)

HINWEISE

- Bitte schaue dir die einzelnen Übungen genau an.
- Lies bitte sorgfältig die Hinweise und mache dich *(ganz wichtig!)* **praktisch** mit den Übungen vertraut.
- Führe dazu die Übung ein paarmal aus, sodass sich eine gewisse Vertrautheit und Routine einstellen und du die Programmführung anhand der Icons leicht nachvollziehen kannst.

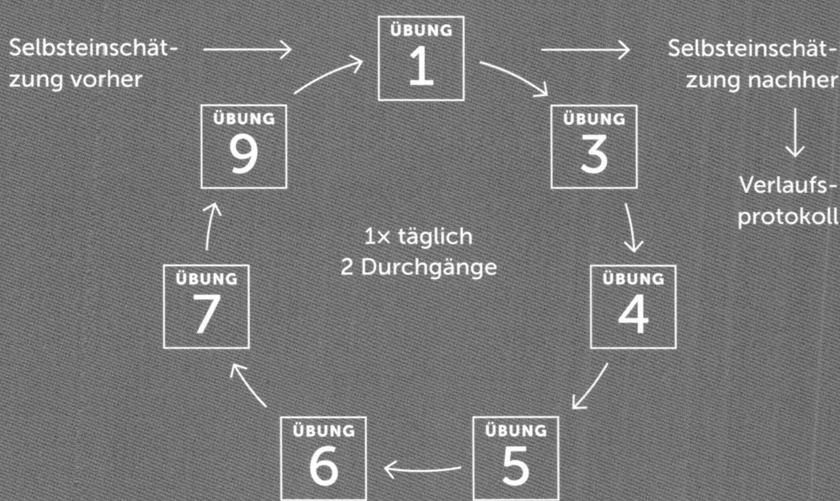

Schmerzprogramm B

Mittlere Schmerzintensität (Stufe 3–5)

0 10 **Selbsteinschätzung zur Schmerzintensität vorher**

1 **Nackendehnung (mit Atemtechnik)** [S. 144]

1-mal li/re, halte die Dehnung für 3 Ein- und Ausatemzüge (ca. 30 Sek.) und verstärke die Dehnung während der Ausatmung. Wechsle danach die Seite.

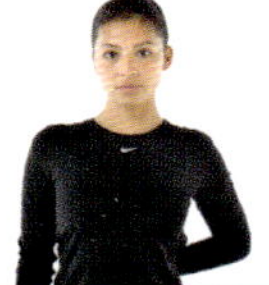
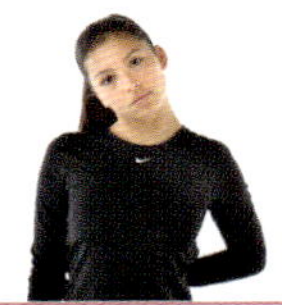
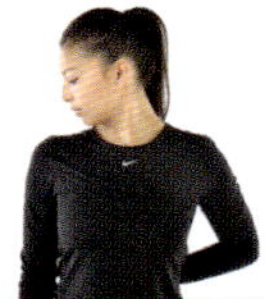

3 **Schulterkreisen** [S. 148]

10-mal vor-/rückwärts
Kreisen nach vorne/hinten: jeweils 1 Sek.

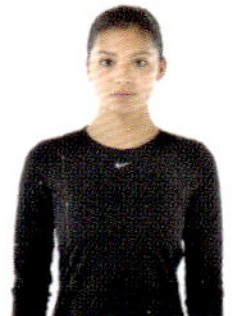
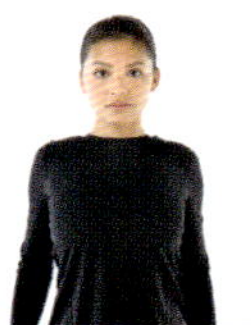
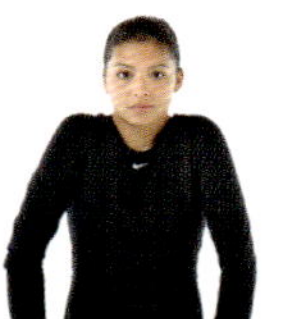

4 **Rotationsübung** [S. 150]

10-mal li/re, Drehung zur Seite: 1 Sek.
Drehung zur Mitte: 1 Sek.

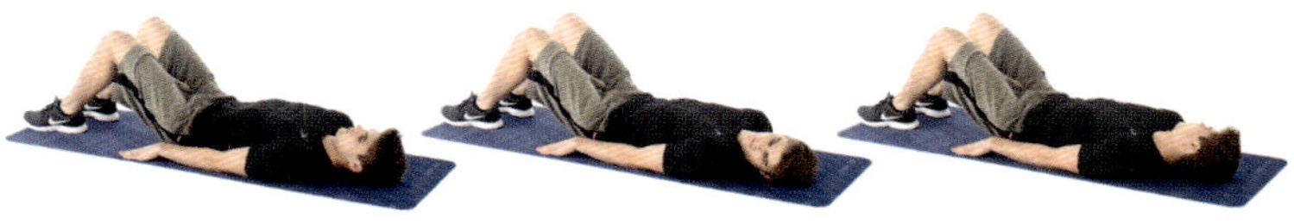

5 **Kopfkreisen** [S. 152]

5-mal li/re, Kreisen nach links/rechts: jeweils 1 Sek.

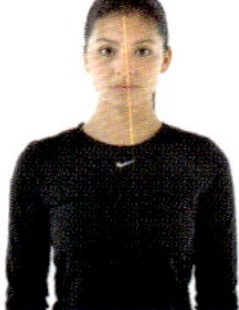
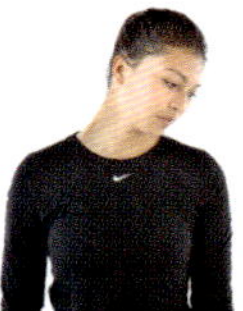
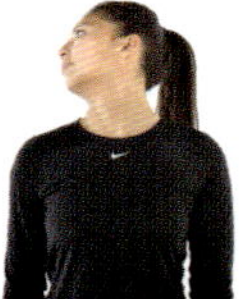

Zeitbedarf ca. 17 Minuten

6 **Kleine Halsmuskulatur (Vorderseite)** [➦ S. 154]
10-mal
Anheben: 1 Sek., Absenken: 1 Sek.

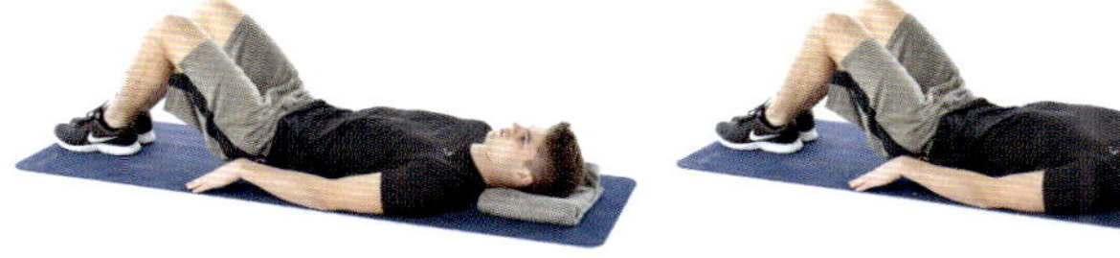

7 **Kleine Halsmuskulatur (Rückseite)** [➦ S. 156]
10-mal
Anheben: 1 Sek., Absenken: 1 Sek.

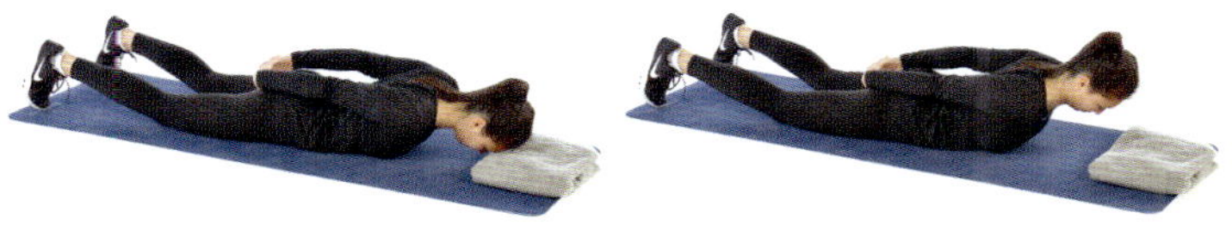

9 **Repositionierung des Kopfes** [➦ S. 160]
5-mal li/re
Bewegungsgeschwindigkeit individuell bestimmt

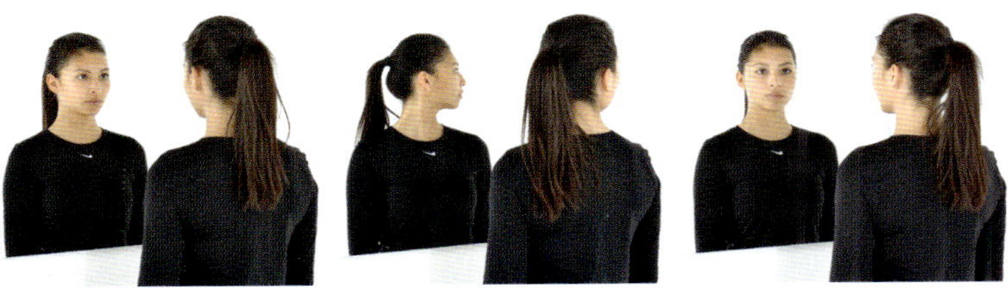

Starte den 2. Durchgang der 7 Übungen

0 – 10 **Selbsteinschätzung zur Schmerzintensität nachher**

Schmerzprogramm C

Starke Schmerzintensität (Stufe 6 und mehr)

Die starke Schmerzintensität (Stufe 6 und mehr) verlangt die möglichst rasche Linderung deiner Schmerzen. Ebenfalls im Fokus steht im Schmerzprogramm C die Beruhigung deiner betroffenen Strukturen (Muskeln) und deines Nervensystems.

- Führe zuerst die Selbsteinschätzung durch [→S. 74].
- Pro Bewegungsrichtung bei den Übungen brauchst du in der Regel ca. 1 Sekunde, z. B. Beugen = 1 Sek., Strecken = 1 Sek. Allerdings weichen die Dehn- und Atemtechnikübungen von dieser Zeitangabe ab. Du findest die entsprechende Übungsbeschreibung auf dem Programmblatt [→S. 86] oder im Kapitel „Die Übungen“ [→S. 139].
- Beginne mit Übung 1, wiederhole sie so oft wie angegeben, beende sie und starte dann mit der nächsten Übung (Nr. 2).
- Führe nach Abschluss des Durchgangs erneut die Selbsteinschätzung durch.
- Dokumentiere deine Selbsteinschätzung im Verlaufsprotokoll [→S. 69].
- Wende das gesamte Programm dreimal täglich an, z. B. jeweils morgens, mittags und abends.
- Führe das Schmerzprogramm C mindestens so lange durch, bis deine Schmerzintensität auf unter 5 gesunken ist und wechsle dann zu Schmerzprogramm B.

ZEITBEDARF

6 Minuten

HÄUFIGKEIT

3 mal täglich

(z. B. morgens, mittags und abends)

DAUER PRO BEWEGUNGSRICHTUNG

1 Sekunde

(z. B. Kreisen nach links = 1 Sek., Kreisen nach rechts = 1 Sek.)

WIEDERHOLUNGEN

1 Durchgang

ZIEL SCHMERZINTENSITÄT

4 oder geringer

(wechsle dann zu Schmerzprogramm B)

HINWEISE

→ Bitte schaue dir die einzelnen Übungen genau an.
→ Lies bitte sorgfältig die Hinweise und mache dich *(ganz wichtig!)* **praktisch** mit den Übungen vertraut.
→ Führe dazu die Übung ein paarmal aus, sodass sich eine gewisse Vertrautheit und Routine einstellen und du die Programmführung anhand der Icons leicht nachvollziehen kannst.

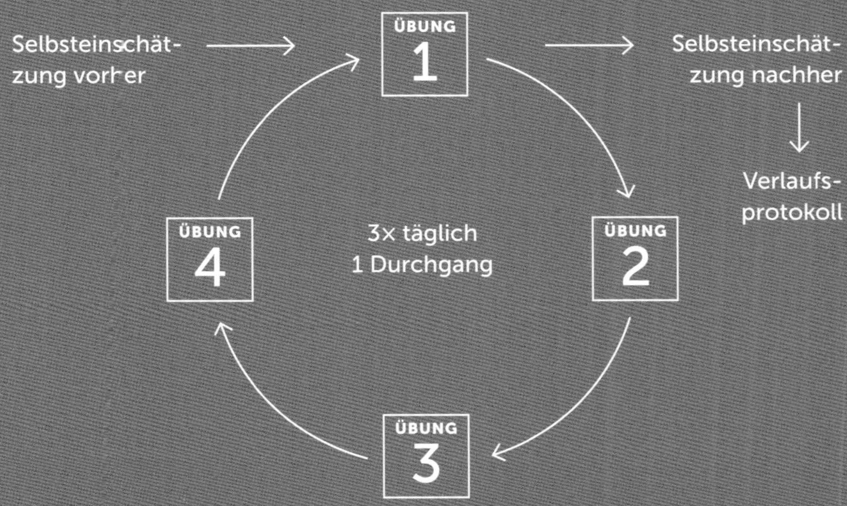

Schmerzprogramm C

Starke Schmerzintensität (Stufe 6 und mehr)

0–10 Selbsteinschätzung zur Schmerzintensität vorher

1 **Nackendehnung (mit Atemtechnik)**
1-mal li/re
Halte die Dehnung für 3 Ein- und Ausatemzüge (ca. 30 Sek.) und verstärke die Dehnung während der Ausatmung. Wechsle danach die Seite.

2 **Gleitende Mobilisation**
10-mal vor/zurück
Vorgleiten: 1 Sekunde
Zurückgleiten: 1 Sekunde

3 **Schulterkreisen**
10-mal vor-/rückwärts
Kreisen nach vorne: 1 Sekunde
Kreisen nach hinten: 1 Sekunde

4 **Rotationsübung**
5-mal li/re
Drehung zur Seite: 1 Sekunde
Drehung zur Mitte: 1 Sekunde

Führe die Übungen *3-mal täglich* durch

0–10 Selbsteinschätzung zur Schmerzintensität nachher

Zeitbedarf ca. 6 Minuten

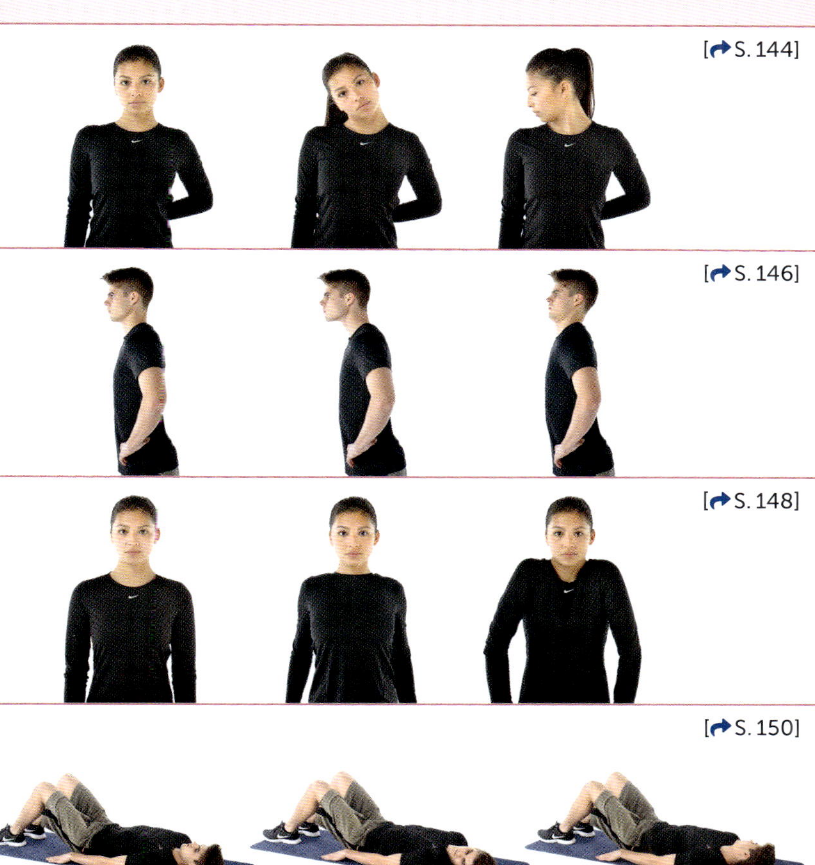

[➦ S. 144]
[➦ S. 146]
[➦ S. 148]
[➦ S. 150]

Pausenprogramm

Dieses Programm enthält Atem- und Dehnübungen, die deine Halswirbelsäule mobilisieren, und hilft dir, dich und dein Nervensystem zu entspannen. Die Übungen sind für eine kurze Pause am Arbeitsplatz geeignet und wirken einer kontinuierlichen, den Nackenbereich belastenden Arbeitshaltung durch ausgleichende Bewegungen entgegen. Nutze dieses Programm, um deiner Halswirbelsäule eine kurzzeitige Entlastung von der Arbeitshaltung zu gönnen und die Aufmerksamkeit auf deinen Körper zu lenken. Langfristig kann dich das Pausenprogramm dabei unterstützen, vermehrt auf die Arbeitshaltung zu achten. Alle Übungen kannst du auch im Sitzen ausführen.

- → Beginne mit Übung 1, wiederhole sie so oft wie angegeben, beende sie und starte dann mit der nächsten Übung (Nr. 5).
- → Wende das gesamte Programm jeden Tag einmal an, z. B. entweder morgens, mittags oder abends. Bei Bedarf kannst du das Pausenprogramm häufiger durchführen.
- → Falls du weitere Beschwerden verspürst (Schmerzen, Steifigkeit, Schwäche, Belastungsangst), solltest du das entsprechende Programm dazu ebenfalls durchführen [↪S. 62].

ZEITBEDARF

5 Minuten

HÄUFIGKEIT

1 mal täglich

WIEDERHOLUNGEN

1 Durchgang

WICHTIG

Bestimme die Bewegungsgeschwindigkeit selbst – langsamer ist besser als schnell!

HINWEISE

→ Bitte schaue dir die einzelnen Übungen genau an.
→ Lies bitte sorgfältig die Hinweise und mache dich *(ganz wichtig!)* **praktisch** mit den Übungen vertraut.
→ Führe dazu die Übung ein paarmal aus, sodass sich eine gewisse Vertrautheit und Routine einstellen und du die Programmführung anhand der Icons leicht nachvollziehen kannst.

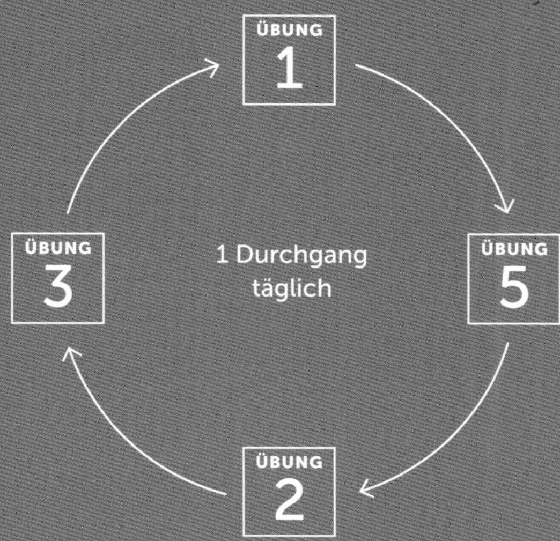

Pausenprogramm

Atem- und Mobilisationsübungen

1 **Nackendehnung (mit Atemtechnik)**
1-mal li/re
Atme jeweils 5 Sek. durch die Nase ein und 5 Sek. durch den Mund aus. Schließe deine Augen, um die Entspannung besser wahrzunehmen. Wenn es sich gut anfühlt, kannst du beim Ausatmen die Dehnung verstärken, indem du deinen Kopf weiter zur Seite neigst oder die Bewegung durch den Druck deiner Hand unterstützt.

5 **Kopfkreisen**
5-mal li/re
Versuche, die Ausführlichkeit deiner Bewegung sowie die An- und Entspannung deiner Halsmuskulatur bewusst mit geschlossenen Augen wahrzunehmen. Führe die Bewegung zunehmend weitläufiger (endgradiger) und fließender aus.

2 **Gleitende Mobilisation (mit Atemtechnik)**
10-mal vor/zurück
Atme beim Gleiten des Kopfes nach hinten 5 Sek. ein und beim Gleiten nach vorne 5 Sek. aus. Versuche, die Bewegungsgeschwindigkeit an deinen Atem anzupassen, und spüre, wie die Bewegung immer fließender wird.

3 **Schulterkreisen (mit Atemtechnik)**
10-mal vor-/rückwärts
Atme beim Nach-hinten-Kreisen der Schulter über 5 Sek. ein und beim Nach-vorne-Kreisen über 5 Sek. aus. Schließe deine Augen und versuche, die Bewegung mit jeder Wiederholung etwas größer und fließender werden zu lassen.

Zeitbedarf ca. 5 Minuten

[➦ S. 144]

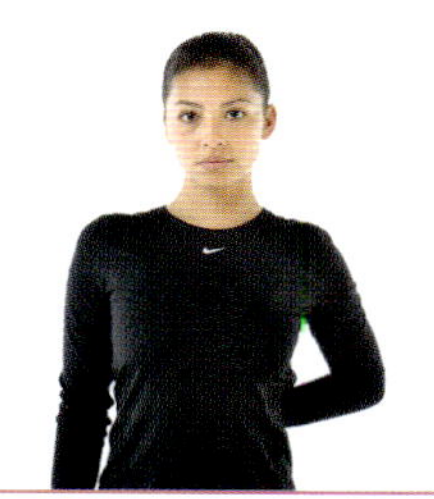
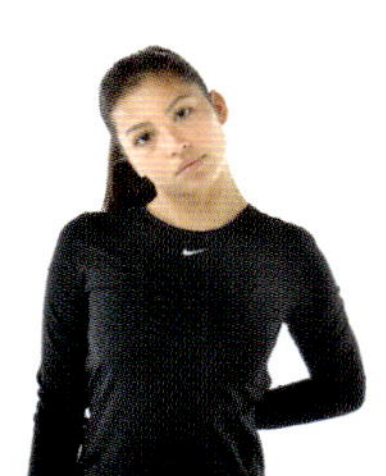
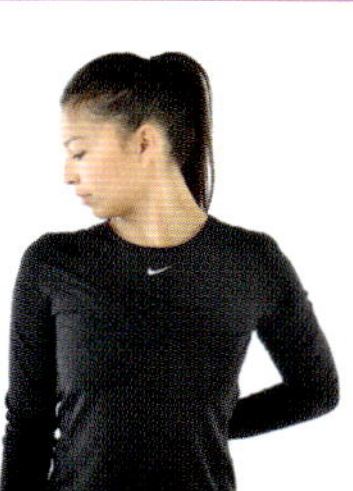

[➦ S. 152]

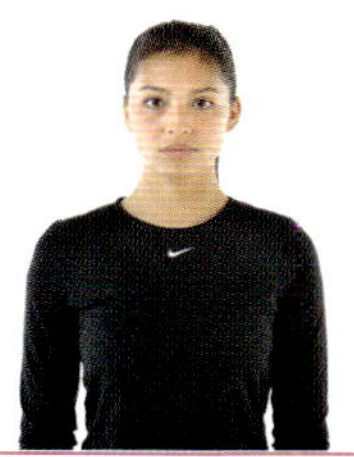
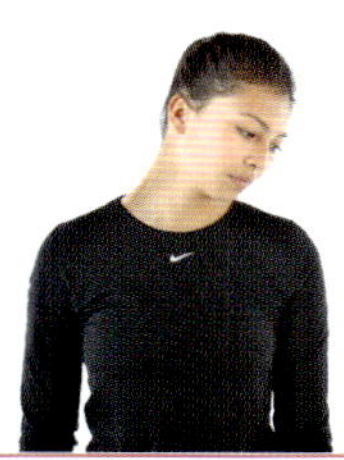
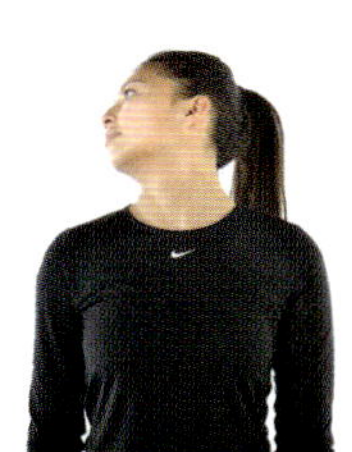

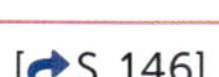

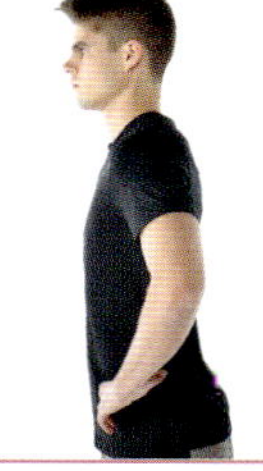
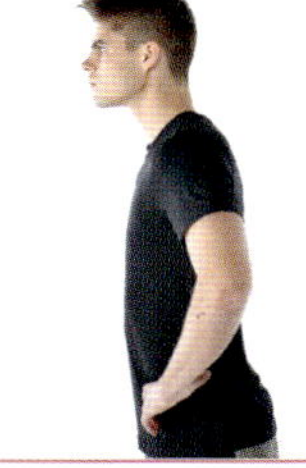
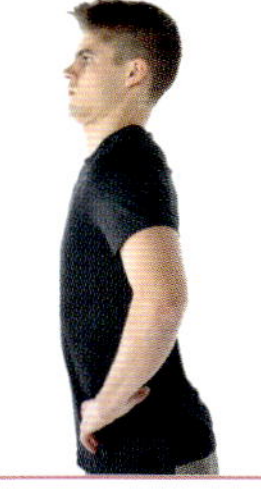

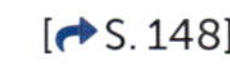

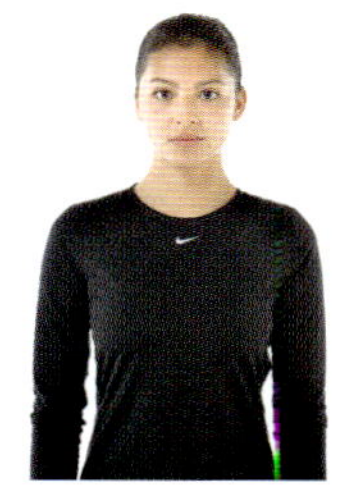
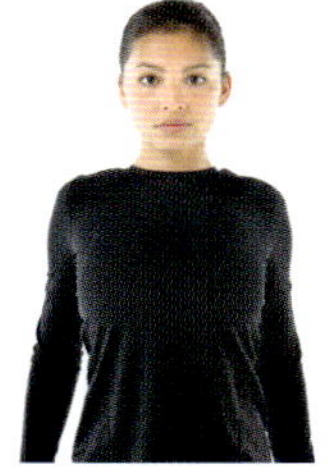
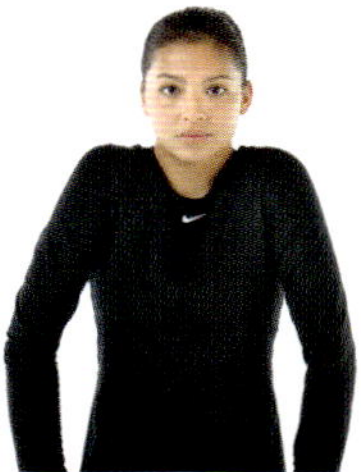

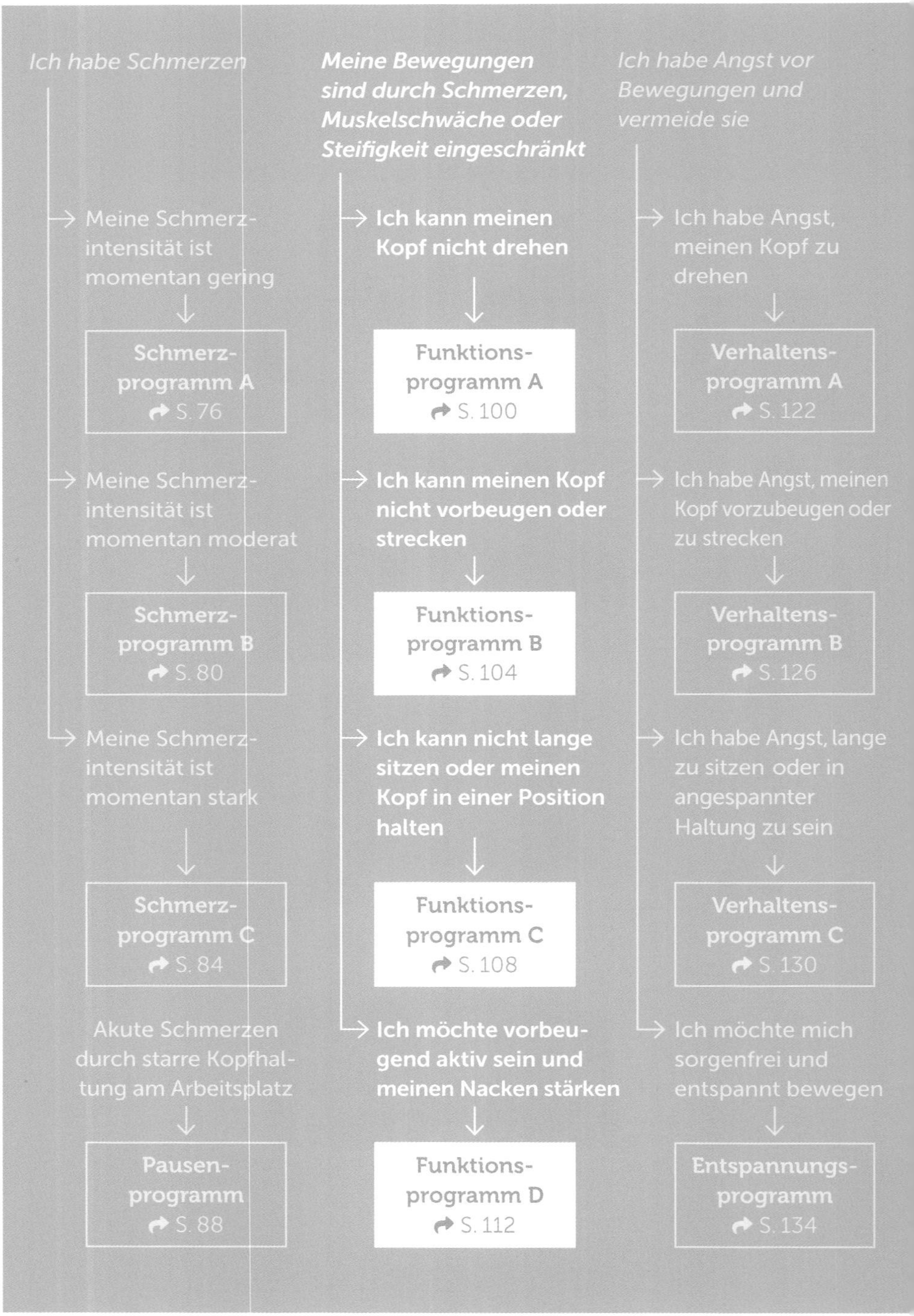

Ich habe Schmerzen

→ Meine Schmerzintensität ist momentan gering
↓
Schmerzprogramm A ➦ S. 76

→ Meine Schmerzintensität ist momentan moderat
↓
Schmerzprogramm B ➦ S. 80

→ Meine Schmerzintensität ist momentan stark
↓
Schmerzprogramm C ➦ S. 84

Akute Schmerzen durch starre Kopfhaltung am Arbeitsplatz
↓
Pausenprogramm ➦ S. 88

Meine Bewegungen sind durch Schmerzen, Muskelschwäche oder Steifigkeit eingeschränkt

→ **Ich kann meinen Kopf nicht drehen**
↓
Funktionsprogramm A ➦ S. 100

→ **Ich kann meinen Kopf nicht vorbeugen oder strecken**
↓
Funktionsprogramm B ➦ S. 104

→ **Ich kann nicht lange sitzen oder meinen Kopf in einer Position halten**
↓
Funktionsprogramm C ➦ S. 108

→ **Ich möchte vorbeugend aktiv sein und meinen Nacken stärken**
↓
Funktionsprogramm D ➦ S. 112

Ich habe Angst vor Bewegungen und vermeide sie

→ Ich habe Angst, meinen Kopf zu drehen
↓
Verhaltensprogramm A ➦ S. 122

→ Ich habe Angst, meinen Kopf vorzubeugen oder zu strecken
↓
Verhaltensprogramm B ➦ S. 126

→ Ich habe Angst, lange zu sitzen oder in angespannter Haltung zu sein
↓
Verhaltensprogramm C ➦ S. 130

→ Ich möchte mich sorgenfrei und entspannt bewegen
↓
Entspannungsprogramm ➦ S. 134

Das Funktionsprogramm

Kraft, Beweglichkeit und Koordination – diese Komponenten bestimmen, ob deine Halswirbelsäule „funktioniert". Sind sie eingeschränkt, wirkt sich dies negativ auf alltägliche Bewegungsmuster aus. Du fühlst dich dann z. B. beim Nach-oben-Schauen, beim Tragen von schweren Gegenständen oder beim Drehen deines Kopfes zu steif oder zu schwach. Stehen für dich die Beweglichkeit und Kraft deines Nackens im Vordergrund oder sind einzelne Bewegungen schmerzhaft eingeschränkt, dann wähle das Funktionsprogramm. Damit trainierst du dich systematisch, bis bis du deine volle Funktionfähigkeit zurückerlangt hast, die du dann auch aufrechterhalten solltest, um Rückfälle zu vermeiden (Vorbeugung). Nach und nach wird der Unterschied zwischen vorher und nachher immer deutlicher. Falls du keinen Vorher-nachher-Unterschied wahrnimmst, sei nicht frustriert – und noch weniger zweifele an den Übungen. Überhaupt: Zweifele nicht an dir! Dann brauchst du einfach mehr Geduld und vielleicht nützt auch eine Informationsauffrischung zu den Funktionen der Halswirbelsäule [➦S. 15].

Damit du für deine individuelle Beschwerdesituation ein passendes Funktionsprogramm nutzen und deine Erfolge vergleichen kannst, benötigst du zu Beginn immer eine Selbsteinschätzung [➦S. 62]. Je nach deiner Selbsteinschätzung wählst du eines der drei Programme (A, B, C). Die Einteilung erfolgt nach deiner Beschwerdeintensität. Wechsle zum Funktionsprogramm D „Vorbeugung", sobald du deine Einschränkungen auf 2 oder weniger reduziert hast und erhalte dadurch deine Beschwerdefreiheit.

Bewegungsmuster

In deinem normalen Alltag führst du ständig unterschiedliche Bewegungsmuster durch, so z. B. das Drehen deines Kopfes beim Schulterblick, das Tragen von Gegenständen, das Halten der Kopfposition am PC-Arbeitsplatz und viele mehr. Ein Bewegungsmuster ist die Kombination aus mehreren Einzelbewegungen. Eine Einzelbewegung wäre z. B. das Hochziehen deiner Schulter durch die Aktivierung deiner Nackenmuskulatur. Einzelbewegungen sind im Vergleich zu Bewegungsmustern im Alltag allerdings eher selten, so wäre z. B. das Hochziehen der Schultern Teil des Bewegungsmusters „Tragen einer Tasche". Damit dir die Zuordnung deiner Beschwerden leichter fällt, haben wir einige für den Alltag typische Beispiele der Bewegungsmuster in Mustergruppen unterteilt (z. B. Rotationsmuster).

Rotationsmuster

Das Rotationsmuster umfasst Drehbewegungen des Kopfes, die im Alltag oft problematisch sein können. Allerdings steht dabei meist nicht die Kraft im Vordergrund, sondern die Beweglichkeit oder die Genauigkeit einer Bewegung, z. B. Bewegungen wie:

→ **Nach links und rechts schauen beim Überqueren der Straße – Problem:** Beweglichkeit und Bewegungskontrolle sind bei der Rotation des Kopfes schmerzhaft oder durch die muskuläre Steifigkeit eingeschränkt.

→ **Umdrehen beim Schulterblick („Radfahrerblick") im Auto – Problem:** Der Schulterblick erfordert eine hohe Beweglichkeit der Halswirbelsäule. Nach längeren Ruhephasen während der Autofahrt, in denen der Kopf in einer Position gehalten wird, fällt die weitläufige Bewegung schwer. Außerdem ist der Rumpf mit dem Sitzgurt fixiert, sodass die Drehbewegung vollständig von der Wirbelsäulenbeweglichkeit abhängt.

- → **In den schräg positionierten PC blicken – Problem:** Die Nacken- und Halswirbelsäulenmuskulatur muss den Kopf für einen langen Zeitraum in gleicher Position halten. Durch die stetige und einseitige Ansteuerung bzw. Anspannung der Muskulatur können die Steifigkeit erhöht und letztlich die Beweglichkeit eingeschränkt werden.

Beuge- und Streckmuster

Das Beuge- und Streckmuster ist durch kraftaufwendige und oftmals häufig wiederkehrende bzw. länger andauernde Bewegungen gekennzeichnet. Beispiele sind:

- → **Halten der Kopfposition beim raschen Beschleunigen, z. B. im Auto oder mit dem Fahrrad – Problem:** Die Hals- und Nackenmuskeln müssen die Kopfposition beim Beschleunigen stabilisieren. Da der Beschleunigungsimpuls zur Streckung des Kopfes und der Halswirbelsäule führen würde, muss die Beugemuskulatur anspannen und dieser Streckung entgegenwirken, damit letztlich der Blick weiterhin nach vorne ausgerichtet bleibt. Die Beanspruchung der Muskulatur durch die plötzliche und intensive Krafteinwirkung ist schmerzhaft oder auch schmerzfrei eingeschränkt.
- → **Nach-oben-Blicken, z. B. um einen hochgestellten Gegenstand anzuschauen – Problem:** Um den Blick nach oben zu richten und den Kopf in den Nacken zu legen, ist eine weitläufige Streckung der Halswirbelsäule notwendig. Diese Streckung der Halswirbelsäule kann limitiert und die Koordination ungenau sein.
- → **Kopfposition beim Fahrradfahren – Problem:** Beim Fahrradfahren wird der Oberkörper nach vorne geneigt, wobei sich der Kopf ebenfalls nach vorne verlagert. Das Halten der Kopfposition erfordert einen hohen Kraftaufwand. Zusätzlich wird die Halswirbelsäule gestreckt, um den Blick weiterhin geradeaus zu richten. Je weiter der Oberkörper nach vorne geneigt ist,

z. B. beim Rennradfahren, desto stärker muss sich die Halswirbelsäule strecken. Diese Streckung ist schmerzhaft oder nicht im vollen Bewegungsumfang möglich.

- **Nach-unten-Schauen, um z. B. eine Jacke zuzuknöpfen – Problem:** Der Kopf kann nur schmerzhaft oder nicht in vollem Ausmaß nach vorne gebeugt und auf die Brust gelegt werden. Schmerzen oder ein Steifigkeitsgefühl im Nacken können hierbei spürbar sein. Das Funktionsprogramm B ist auch geeignet, wenn Schmerzen bzw. Einschränkungen der Beugung bestehen. Dieses Alltagsbeispiel wurde jedoch nicht in der Tabelle aufgenommen, da Betroffene seltener über Einschränkungen beim Beugen als beim Strecken des Kopfes berichten.

Statik- und Ausdauermuster

Das Statik- und Ausdauermuster zeigt sich an langandauernden, bewegungsarmen Belastungen, die eine „statische" (konstante) Muskelbeanspruchung verlangen, beispielsweise:

- **Langes Sitzen am Büroarbeitsplatz – Problem:** Durch die statische, also die unveränderte Körperhaltung, wird die Wirbelsäule nur in einer Position belastet. Typisch für den Büroarbeitsplatz ist außerdem das Nach-vorne-Verlagern des Kopfes, um z. B. den PC-Bildschirm besser sehen zu können. Durch diese Kopfposition wird zusätzlich die Nackenmuskulatur belastet, denn das Halten des Kopfes erfordert einen hohen Kraftaufwand. Es fehlt der Belastungsausgleich, der z. B. über Bewegungen und Haltungswechsel gelingt. Die langandauernde und einseitige Körperhaltung führt zu Steifigkeit oder Schmerzen im Halswirbelsäulen- und Nackenbereich.
- **Fahrradfahren über größere Distanz – Problem:** Das Halten der Kopfposition erfordert einen hohen Kraftaufwand. Beim Fahrradfahren wird der Oberkörper vorgeneigt, sodass sich auch der Kopf nach vorne verlagert. Dadurch liegt das Gewicht des Kopfes nicht mehr „über" der Wirbelsäule, sondern muss

von der Muskulatur aktiv gehalten werden. Die einseitige Haltung und die Ermüdung der Nacken- und Halsmuskulatur führen zu Steifigkeit oder Schmerzen im Nackenbereich.

- **Einkaufstaschen tragen – Problem:** Eine langandauernde Anspannung der Nackenmuskulatur, z. B. des M. trapezius ist notwendig, um die Last zu tragen, und erfordert sowohl eine ausdauernde als auch eine kräftige Muskulatur. Durch eine abgeschwächte Muskelkraft kann das Bewegungsmuster eingeschränkt sein.

Bestimmung des IST-Zustands und Auswahl deines Funktionsprogramms

- Führe zunächst die Selbsteinschätzung durch [S. 62], indem du für deine Einschränkungen bei den neun Bewegungsmustern das Niveau beurteilst.
- Wenn du die reale Situation dazu nicht zur Verfügung hast, können die Muster auch in einem „Als-ob-Bewegungsablauf" getestet werden. Achte dann bitte auf ein möglichst „naturgetreues" Abbild.
- Richte deine Selbsteinschätzung auf deine **momentane** Bewegungseinschränkung (z. B. Steifigkeit, Schwäche, Schmerz während der Bewegung).
- Definiere deine Einschränkungsintensität mit einer für dich zutreffenden Zahl zwischen **0** (keine Steifigkeit, Schwäche oder Schmerz) und **10** (maximale Steifigkeit, Schwäche oder Schmerz).
- Das Bewegungsmuster mit dem höchsten Beschwerdeniveau ist für die Auswahl des für dich passenden Funktionsprogramms maßgebend [Tab. 5, S. 98] – entweder Funktions-

programm A (Rotation), B (Beugen und Strecken), oder C (Statik und Ausdauer). Das Funktionsprogramm D dient dann nachrangig der Vorbeugung.

→ Um den Verlauf deiner Beschwerden und den Trainingserfolg später besser überprüfen zu können, trägst du deine Selbsteinschätzung in das Verlaufsprotokoll ein [➦S. 69].

Rotationsmuster	**0–10**
Nach-links- und Nach-rechts-Schauen, z. B. beim Überqueren einer Straße	3
Umdrehen wie beim Schulterblick im Auto	7
In den schräg positionierten PC blicken	
Beuge- und Streckmuster	**0–10**
Nach-oben-Schauen, um z. B. einen hochgestellten Gegenstand anzuschauen	
Rasches Beschleunigen mit dem Fahrrad oder dem Auto	
Kopf-nach-hinten-Neigen wie beim Fahrradfahren	
Statik- und Ausdauermuster	**0–10**
Längeres Sitzen mit vorgebeugter Kopfhaltung, z. B. am Büroarbeitsplatz oder bei einem Handwerk wie Nähen	
Längeres Fahrrad- oder Autofahren	
Längeres Tragen von schweren Gegenständen, z. B. Einkaufstaschen	4

Tab. 5 Patientenbeispiel zur Selbsteinschätzung der Funktionseinschränkung. Die eingeschränkte Bewegung der Halswirbelsäule wird anhand von Bewegungsmustern in drei Mustergruppen erfasst.

Erste Selbsteinschätzung der Nacken- und Halswirbelsäulenfunktionalität für die Programmauswahl

Du empfindest z. B. Einschränkungen (Steifigkeit oder Schwäche) beim Nach-links- und Nach-rechts-Schauen vor dem Überqueren einer Straße und definierst diese mit **3** (Rotationsmuster). Dazu ist das Bewegungsausmaß beim Schulterblick eingeschränkt, sodass dir das Einparken mit dem Auto schwerfällt und du die Bewegungseinschränkung mit einer **7** definierst (Rotationsmuster). Außerdem verspürst du Schmerzen beim Tragen von Einkaufstaschen, die du mit Stufe **4** bezifferst und weshalb du immer wieder Pausen auf dem Heimweg vom Supermarkt einlegen musst (Statik- und Ausdauermuster).

Somit musst du dich für Funktionsprogramm A entscheiden, das genau zur Therapie dieser vorrangigen Einschränkung (Rotation) entwickelt wurde, d. h., die höchste Ziffer, die du bei deiner ersten Selbsteinschätzung vergibst, bestimmt die Programmwahl. Bei der Selbsteinschätzung im Trainingsverlauf, die du vor und nach jeder Durchführung des Übungsprogramms aufschreibst, überprüfst du dann immer nur genau das Bewegungsmuster, das auch die Programmwahl bestimmt hat – in diesem Fall den Schulterblick.

⚠ Warnhinweis

Sollten sich deine Beschwerden (Steifigkeit, Schwäche) deutlich verschlechtern (Zunahme bis auf Stufe 8 oder mehr, siehe Warnzeichen S. 37), dann zögere nicht, umgehend ärztliche Hilfe in Anspruch zu nehmen. Manchmal sind Dinge doch komplizierter.

Noch etwas zu den Übungen

Wir haben die Programme getestet – und zwar an den Menschen, die wir täglich behandeln. Unsere Patienten versichern, dass ihnen diese Programme geholfen haben.

Funktionsprogramm A – Rotation

Das Funktionsprogramm A ermöglicht dir, deine Funktionseinschränkungen bei Rotationsbewegungen, wie z. B. beim Nach-links- und Nach-rechts-Schauen beim Überqueren der Straße zu verbessern. Steifigkeit soll reduziert und deine Kraft gestärkt werden, damit du die Drehbewegung deiner Halswirbelsäule wieder beschwerdefrei ausführen kannst.

- Führe zuerst die Selbsteinschätzung für das Rotationsmuster durch, das dir die meisten Beschwerden verursacht hat, z. B. den Schulterblick. Wenn du die reale Situation dazu nicht zur Verfügung hast, können die Bewegungsmuster auch in einem „Als-ob-Bewegungsablauf“ getestet werden. Achte dann bitte auf ein möglichst „naturgetreues“ Abbild [➦S. 98].
- Pro Bewegungsrichtung bei den Übungen brauchst du eine Sekunde, z. B. Gleiten nach vorne = 1 Sek., Gleiten nach hinten = 1 Sek. Die Übung 9 „Repositionierung des Kopfes“ unterscheidet sich allerdings von dieser Zeitangabe [➦S. 160].
- Beginne mit Übung 8, wiederhole sie so oft wie angegeben, beende sie und starte dann mit der nächsten Übung (Nr. 9).
- Erst wenn du alle fünf Übungen gemacht hast, wiederholst du das gesamte Funktionsprogramm A ein weiteres Mal.
- Führe nach Abschluss des 2. Durchgangs erneut die Selbsteinschätzung durch und dokumentiere sie [➦S. 69].
- Wende das gesamte Programm jeden zweiten Tag einmal an.
- Führe das Funktionsprogramm A mindestens so lange durch, bis deine Funktionseinschränkung auf 2 oder weniger gesunken ist. Wechsle danach zum Funktionsprogramm D [➦S. 112].

ZEITBEDARF

15 Minuten

HÄUFIGKEIT

alle 2 Tage

(z. B. morgens, mittags oder abends)

DAUER PRO BEWEGUNGSRICHTUNG

1 Sekunde

(z. B. Gleiten nach vorne = 1 Sek., Gleiten nach hinten = 1 Sek.)

WIEDERHOLUNGEN

2 Durchgänge

ZIEL BESCHWERDEINTENSITÄT

2 oder geringer

(wechsle danach zum Funktionsprogramm D)

HINWEISE

→ Bitte schaue dir die einzelnen Übungen genau an.

→ Lies bitte sorgfältig die Hinweise und mache dich *(ganz wichtig!)* **praktisch** mit den Übungen vertraut.

→ Führe dazu die Übung ein paarmal aus, sodass sich eine gewisse Vertrautheit und Routine einstellen und du die Programmführung anhand der Icons leicht nachvollziehen kannst.

Selbsteinschätzung vorher
ÜBUNG 8
ÜBUNG 9
ÜBUNG 10
ÜBUNG 11
ÜBUNG 12
2 Durchgänge alle 2 Tage
Selbsteinschätzung nachher
Verlaufsprotokoll

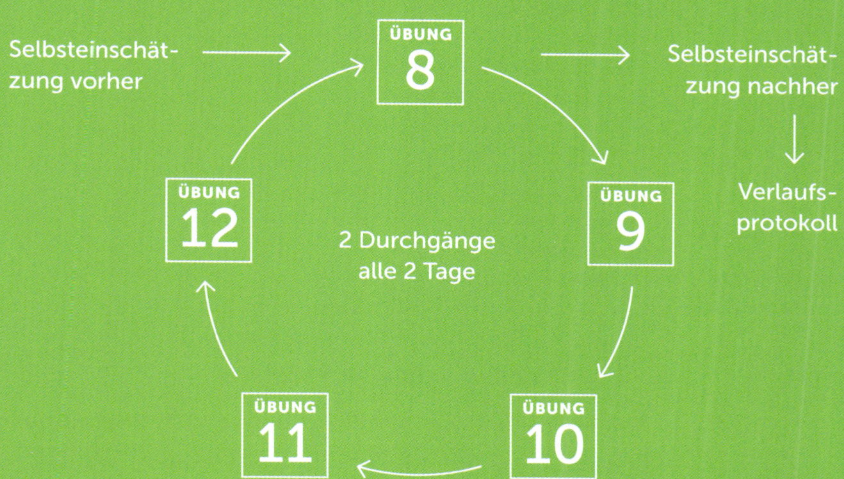

Funktionsprogramm A

Rotation

0–10	**Selbsteinschätzung zur Bewegungseinschränkung vorher**
8	**Dynamische Bewegungskontrolle** *10-mal* *Anheben: 1 Sekunde* *Kreisen in Form einer stehenden „Acht": 4 Sekunden* *Drehen zur Seite li/re: je 1 Sekunde*
9	**Repositionierung des Kopfes** *5-mal li/re* *Bewegungsgeschwindigkeit individuell bestimmt*
10	**Vorgleiten** *10-mal* *Vorgleiten: 1 Sekunde* *Zurückführen: 1 Sekunde*
11	**Zurückgleiten** *10-mal* *Zurückgleiten: 1 Sekunde* *Vorgleiten: 1 Sekunde*
12	**Seitneigung** *10-mal li/re* *Seitneigung: 1 Sekunde* *Zurückführen: 1 Sekunde*
	Starte den 2. Durchgang der 5 Übungen
0–10	**Selbsteinschätzung zur Bewegungseinschränkung nachher**

Zeitbedarf ca. 15 Minuten

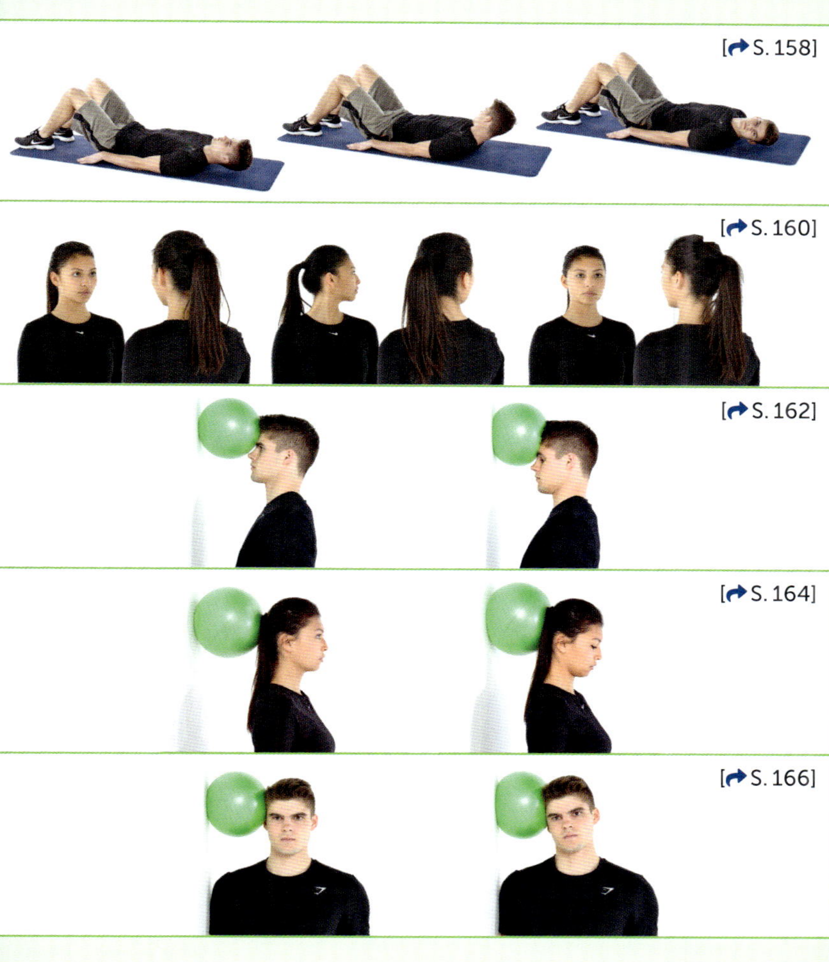
[➦ S. 158]
[➦ S. 160]
[➦ S. 162]
[➦ S. 164]
[➦ S. 166]

Funktionsprogramm B – Beugen und Strecken

Das Funktionsprogramm B reduziert deine Funktionseinschränkungen bei Beuge- und Streckbewegungen der Halswirbelsäule. Hierzu zählen alltägliche Bewegungsmuster wie das Hochschauen, um z. B. einen hochgestellten Gegenstand zu erblicken oder das Nach-hinten-Neigen des Kopfes beim Fahrradfahren. Im Vordergrund stehen die Reduktion deiner Steifigkeit und die Verbesserung deiner Kraft.

- Führe zuerst die Selbsteinschätzung für das Beuge- und Streckmuster durch, das dir die meisten Beschwerden verursacht hat, z. B. das Nach-hinten-Neigen des Kopfes beim Fahrradfahren, um geradeaus zu blicken. Wenn du die reale Situation dazu nicht zur Verfügung hast, können die Bewegungsmuster auch in einem „Als-ob-Bewegungsablauf" getestet werden. Achte dann bitte auf ein möglichst „naturgetreues" Abbild [➦S. 98].
- Pro Bewegungsrichtung bei den Übungen brauchst du eine Sekunde, z. B. Heben = 1 Sek., Senken = 1 Sek.
- Beginne mit Übung 6, wiederhole sie so oft wie angegeben, beende sie und starte dann mit der nächsten Übung (Nr. 7).
- Erst wenn du alle fünf Übungen gemacht hast, wiederholst du das gesamte Funktionsprogramm B ein weiteres Mal.
- Führe nach Abschluss des 2. Durchgangs erneut die Selbsteinschätzung durch.
- Dokumentiere deine Selbsteinschätzung [➦S. 69].
- Wende das gesamte Programm jeden zweiten Tag einmal an.
- Führe das Funktionsprogramm B mindestens so lange durch, bis deine Funktionseinschränkung auf 2 oder weniger gesunken ist. Wechsle danach zum Funktionsprogramm D [➦S. 112].

ZEITBEDARF

14 Minuten

HÄUFIGKEIT

alle 2 Tage

(z. B. morgens, mittags oder abends)

DAUER PRO BEWEGUNGSRICHTUNG

1 Sekunde

(z. B. Gleiten nach vorne = 1 Sek., Gleiten nach hinten = 1 Sek.)

WIEDERHOLUNGEN

2 Durchgänge

ZIEL BESCHWERDEINTENSITÄT

2 oder geringer

(wechsle danach zum Funktionsprogramm D)

HINWEISE

→ Bitte schaue dir die einzelnen Übungen genau an.
→ Lies bitte sorgfältig die Hinweise und mache dich *(ganz wichtig!)* **praktisch** mit den Übungen vertraut.
→ Führe dazu die Übung ein paarmal aus, sodass sich eine gewisse Vertrautheit und Routine einstellen und du die Programmführung anhand der Icons leicht nachvollziehen kannst.

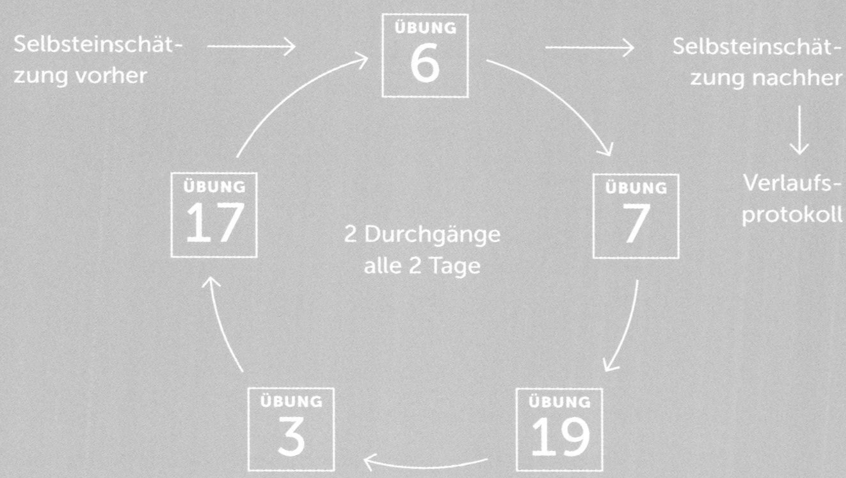

Funktionsprogramm B

Beugen/Strecken

0 – 10	**Selbsteinschätzung zur Bewegungseinschränkung vorher**
6	**Kleine Halsmuskulatur (Vorderseite)** *10-mal* *Anheben: 1 Sekunde* *Absenken: 1 Sekunde*
7	**Kleine Halsmuskulatur (Rückseite)** *10-mal* *Anheben: 1 Sekunde* *Absenken: 1 Sekunde*
19	**Liegende Seitneigung** *10-mal li/re* *Seitheben: 1 Sekunde* *Absenken: 1 Sekunde*
3	**Schulterkreisen** *10-mal vor-/rückwärts* *Kreisen nach vorne: 1 Sekunde* *Kreisen nach hinten: 1 Sekunde*
17	**Seitheben** *10-mal* *Heben: 1 Sekunde* *Senken: 1 Sekunde*
	Starte den 2. Durchgang der 5 Übungen
0 – 10	**Selbsteinschätzung zur Bewegungseinschränkung nachher**

Zeitbedarf ca. 14 Minuten

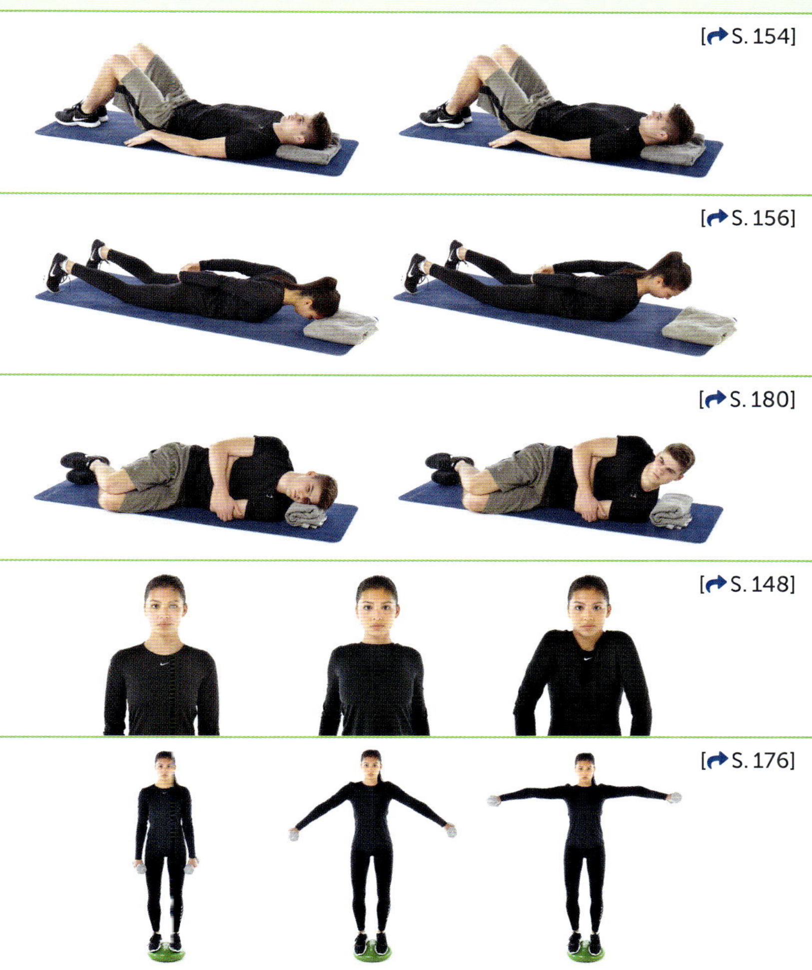

[➦ S. 154]

[➦ S. 156]

[➦ S. 180]

[➦ S. 148]

[➦ S. 176]

Funktionsprogramm C – Statik und Ausdauer

Das Funktionsprogramm C hilft dir, deine Funktionseinschränkungen bei Statik- und Ausdauerbelastungen zu lindern. Hierzu zählen alltägliche Beanspruchungen, wie z. B. längeres Sitzen beim Arbeiten am PC/Schreibtisch, längeres Fahrrad- oder Autofahren. Deine Ausdauerfähigkeit und deine statische Kraftfähigkeit werden verbessert.

- Führe zuerst die Selbsteinschätzung für das Statik-und Ausdauermuster durch, das dir die meisten Beschwerden verursacht hat, ggf. in einem „Als-ob-Bewegungsablauf" oder indem du deine letzte konkrete Situation im Tagesgeschehen wie z. B. das Sitzen am PC zur Bewertung heranziehst [➦S. 98].
- Bei den Holdings hältst du eine Körperposition für längere Zeit. Die Holding-Durchgänge führst du bitte entsprechend der Beschreibung durch.
- Beginne mit Übung 9, wiederhole sie so oft wie angegeben, beende sie und starte dann mit der nächsten Übung (Nr. 10).
- Erst wenn du alle fünf Übungen gemacht hast, wiederholst du das gesamte Funktionsprogramm C ein weiteres Mal.
- Führe nach Abschluss des 2. Durchgangs erneut die Selbsteinschätzung durch.
- Dokumentiere deine Selbsteinschätzung [➦S. 69].
- Wende das gesamte Programm jeden zweiten Tag einmal an, z. B. morgens, mittags oder abends.
- Führe das Funktionsprogramm C mindestens so lange durch, bis deine Funktionseinschränkung auf 2 oder weniger gesunken ist. Wechsle danach zum Funktionsprogramm D [➦S. 112].

ZEITBEDARF

16 Minuten

HÄUFIGKEIT

alle 2 Tage

(z. B. morgens, mittags oder abends)

DAUER PRO BEWEGUNGSRICHTUNG

1 Sekunde

(z. B. Gleiten nach vorne = 1 Sek., Gleiten nach hinten = 1 Sek.)

WIEDERHOLUNGEN

2 Durchgänge

ZIEL BESCHWERDEINTENSITÄT

2 oder geringer

(wechsle danach zum Funktionsprogramm D)

HINWEISE

→ Bitte schaue dir die einzelnen Übungen genau an.
→ Lies bitte sorgfältig die Hinweise und mache dich *(ganz wichtig!)* **praktisch** mit den Übungen vertraut.
→ Führe dazu die Übung ein paarmal aus, sodass sich eine gewisse Vertrautheit und Routine einstellen und du die Programmführung anhand der Icons leicht nachvollziehen kannst.

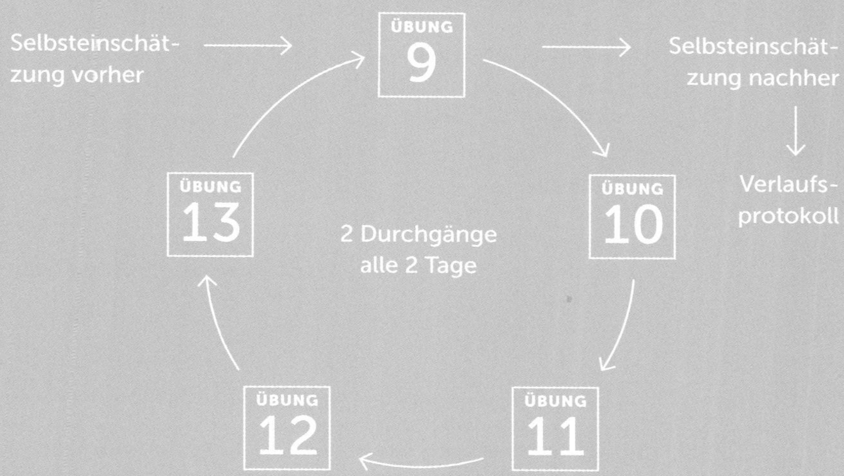

Funktionsprogramm C

Statik / Ausdauer

0 ▭ 10 **Selbsteinschätzung zur Bewegungseinschränkung vorher**

9 **Repositionierung des Kopfes**
5-mal li/re
Bewegungsgeschwindigkeit individuell bestimmt

10 **Vorgleiten (Holdings)**
5-mal
Vorgleiten: 1 Sekunde, jeweils 5 Sekunden in der vordersten Kopfposition halten
Zurückführen: 1 Sekunde

11 **Zurückgleiten (Holdings)**
5-mal
Zurückgleiten: 1 Sekunde, jeweils 5 Sekunden in der hintersten Kopfposition halten
Vorgleiten: 1 Sekunde

12 **Seitneigung (Holdings)**
5-mal li/re
Seitneigung: 1 Sekunde, jeweils 5 Sekunden in der seitlich gebeugten Kopfposition halten
Zurückführen: 1 Sekunde

13 **Kreuzheben**
12-mal
Vorbeugen: 1 Sekunde
Aufrichten und Schulterblätter zusammenziehen: 2 Sekunden

Starte den 2. Durchgang der 5 Übungen

0 ▭ 10 **Selbsteinschätzung zur Bewegungseinschränkung nachher**

Zeitbedarf ca. 16 Minuten

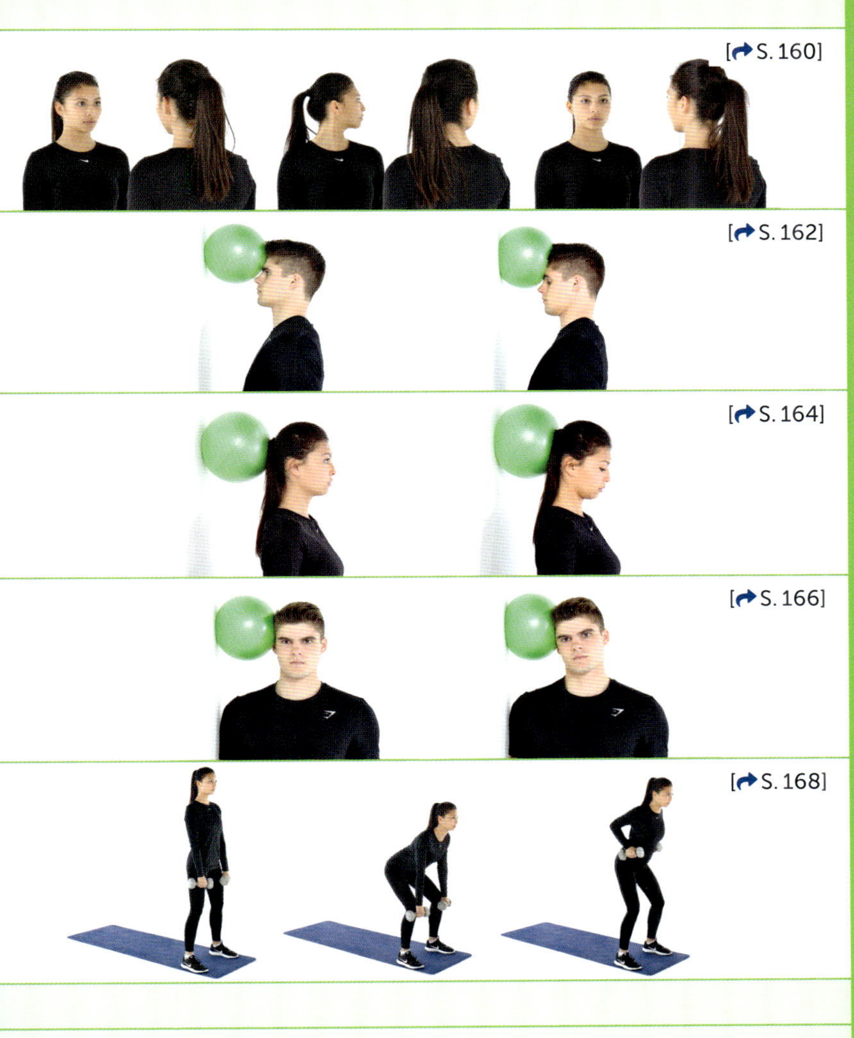
[➦ S. 160]
[➦ S. 162]
[➦ S. 164]
[➦ S. 166]
[➦ S. 168]

Funktionsprogramm D – Vorbeugung

Das Funktionsprogramm D ermöglicht dir eine nachhaltige Nacken- und Halswirbelsäulengesundheit. Wende es erst an, wenn deine Funktionsbeschwerden unter Niveau 2 gesunken sind oder du keine Beschwerden hast. Beachte hierfür deine Selbsteinschätzung [➦S. 98]. Der Schwerpunkt des Programms ist die langfristige Optimierung deiner Nacken- und Halswirbelsäulenbelastbarkeit durch den Aufbau von Beweglichkeit, Kraft und Ausdauer.

- Pro Bewegungsrichtung bei den Übungen brauchst du eine Sekunde, z. B. Gleiten nach vorne = 1 Sek., Gleiten nach hinten = 1 Sek.
- Beginne mit Übung 13, wiederhole sie so oft wie angegeben, beende sie und starte dann mit der nächsten Übung (Nr. 14 oder 15).
- Erst wenn du alle neun Übungen gemacht hast, wiederholst du das gesamte Funktionsprogramm D zwei weitere Male.
- Wende das gesamte Programm zweimal pro Woche an, z. B. dienstags und freitags.

Achtung: Eine häufigere Anwendung als hier empfohlen erhöht das Risiko einer Überlastung oder das Gefühl von Langeweile. Wenn du es zu selten anwendest, verringert sich die Effektivität. Führe das Programm also nach den Empfehlungen durch! Solltest du dennoch erneut Beschwerden spüren, führe eine entsprechende Selbsteinschätzung durch und wiederhole ggf. ein spezifisches Schmerz-, Funktions- oder Verhaltensprogramm aus diesem Ratgeber.

ZEITBEDARF

40 Minuten

HÄUFIGKEIT

2 mal pro Woche
(z. B. dienstags und freitags)

DAUER PRO BEWEGUNGSRICHTUNG

1 Sekunde

(z. B. Gleiten nach vorne = 1 Sek., Gleiten nach hinten = 1 Sek.)

WIEDERHOLUNGEN

3 Durchgänge

HINWEISE

→ Bitte schaue dir die einzelnen Übungen genau an.

→ Lies bitte sorgfältig die Hinweise und mache dich *(ganz wichtig!)* **praktisch** mit den Übungen vertraut.

→ Führe dazu die Übung ein paarmal aus, sodass sich eine gewisse Vertrautheit und Routine einstellen und du die Programmführung anhand der Icons leicht nachvollziehen kannst.

→ Neben der Anwendung dieses Programms solltest du die Mythen über Nacken- und Halswirbelsäulenschmerzen kennen und auf deinen Lebensstil achten. Du findest ausführliche Informationen hierfür im Kapitel „Lebensführung" [→S. 52].

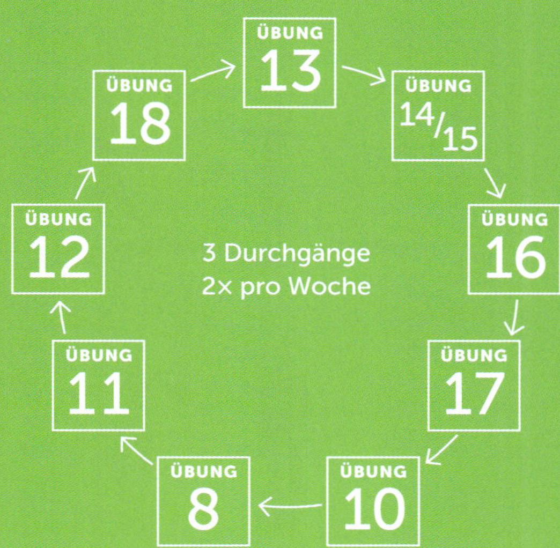

Funktionsprogramm D

Vorbeugung

13 **Kreuzheben** [➦ S. 168]

12-mal
Vorbeugen: 1 Sek.
Aufrichten und Schulterblätter zusammenziehen: 2 Sek.

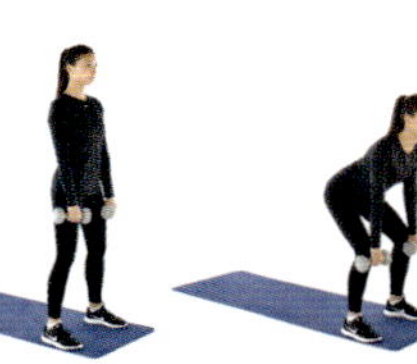
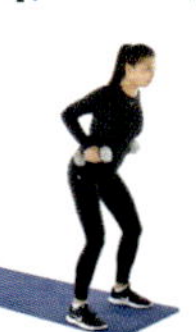

14 **Klimmzug** [➦ S. 170]

8-mal
Hochziehen: 1 Sek.
Absenken: 1 Sek.

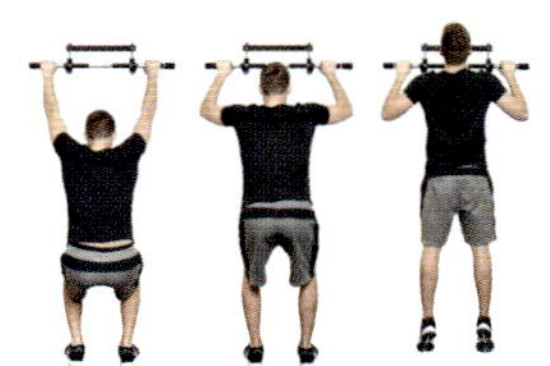

oder

15 **Klimmzug vereinfachte Variante** [➦ S. 172]

10-mal
Hochziehen: 1 Sek.
Absenken: 1 Sek.

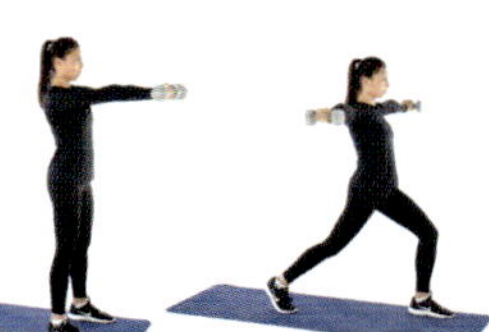
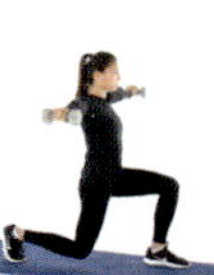

16 **Ausfallschritt** [➦ S. 174]

10-mal
Absenken: 1 Sek.
Aufrichten: 1 Sek.

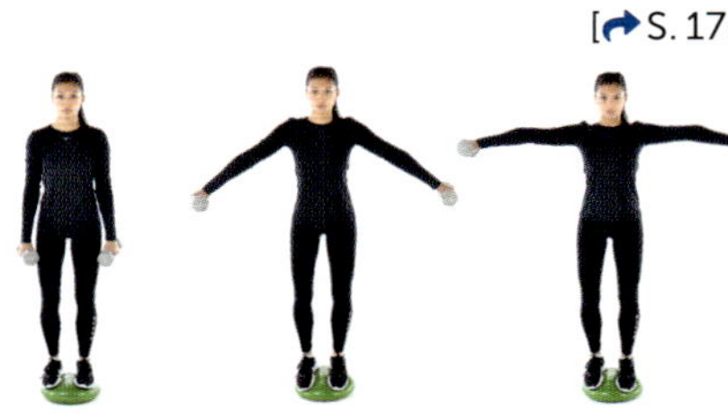

17 **Seitheben** [➦ S. 176]

12-mal li/re
Heben: 1 Sek.
Senken: 1 Sek.

Zeitbedarf ca. 40 Minuten

10 **Vorgleiten** [→ S. 162]

10-mal
Vorgleiten: 1 Sek.
Zurückführen: 1 Sek.

8 **Dynamische Bewegungskontrolle** [→ S. 158]

5-mal, Anheben: 1 Sek., Kreisen in Form einer stehenden „Acht“: 4 Sek., Drehen zur Seite li/re: je 1 Sek.

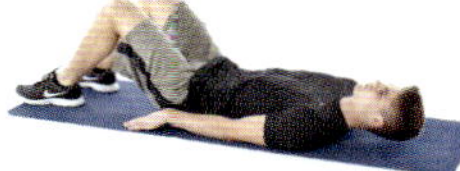
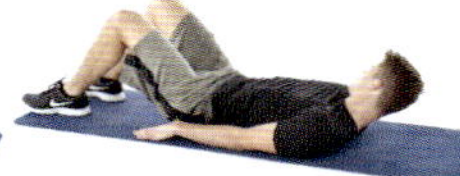
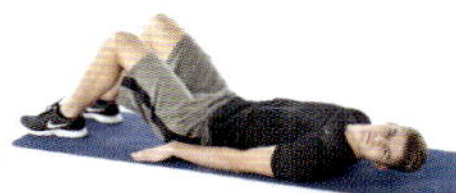

11 **Zurückgleiten** [→ S. 164]

10-mal
Zurückgleiten: 1 Sek.
Vorgleiten: 1 Sek.

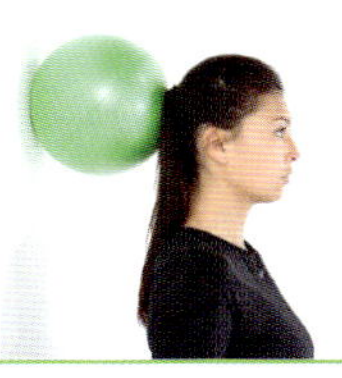

12 **Seitneigung** [→ S. 166]

10-mal li/re
Seitneigung: 1 Sek.
Zurückführen: 1 Sek.

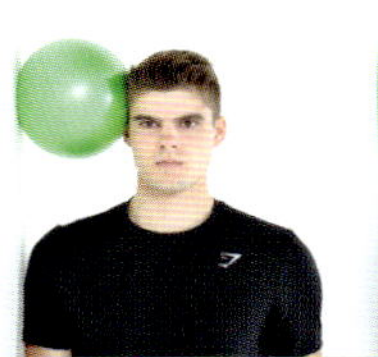
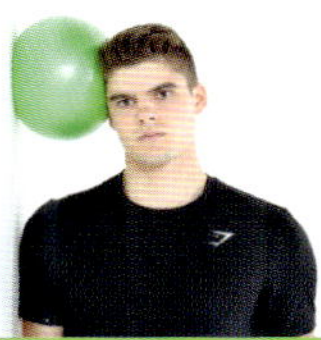

18 **Kombinationsübung** [→ S. 178]

10-mal
Anheben der Arme: 1 Sek.
Heben des Kopfes: 1 Sek.
Drehen des Kopfes zur Seite: je 1 Sek.
Senken des Kopfes: 1 Sek.

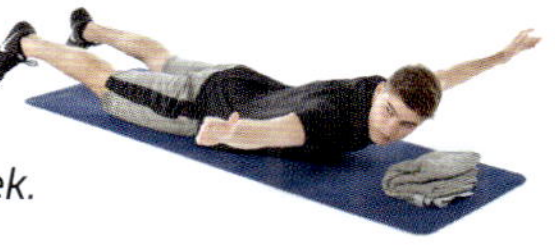

Starte den 2. und 3. Durchgang der 9 Übungen

Ich habe Schmerzen

→ Meine Schmerzintensität ist momentan gering
↓
Schmerzprogramm A ➦ S. 76

→ Meine Schmerzintensität ist momentan moderat
↓
Schmerzprogramm B ➦ S. 80

→ Meine Schmerzintensität ist momentan stark
↓
Schmerzprogramm C ➦ S. 84

Akute Schmerzen durch starre Kopfhaltung am Arbeitsplatz
↓
Pausenprogramm ➦ S. 88

Meine Bewegungen sind durch Schmerzen, Muskelschwäche oder Steifigkeit eingeschränkt

→ Ich kann meinen Kopf nicht drehen
↓
Funktionsprogramm A ➦ S. 100

→ Ich kann meinen Kopf nicht vorbeugen oder strecken
↓
Funktionsprogramm B ➦ S. 104

→ Ich kann nicht lange sitzen oder meinen Kopf in einer Position halten
↓
Funktionsprogramm C ➦ S. 108

→ Ich möchte vorbeugend aktiv sein und meinen Nacken stärken
↓
Funktionsprogramm D ➦ S. 112

Ich habe Angst vor Bewegungen und vermeide sie

→ **Ich habe Angst, meinen Kopf zu drehen**
↓
Verhaltensprogramm A ➦ S. 122

→ **Ich habe Angst, meinen Kopf vorzubeugen oder zu strecken**
↓
Verhaltensprogramm B ➦ S. 126

→ **Ich habe Angst, lange zu sitzen oder in angespannter Haltung zu sein**
↓
Verhaltensprogramm C ➦ S. 130

→ **Ich möchte mich sorgenfrei und entspannt bewegen**
↓
Entspannungsprogramm ➦ S. 134

Das Verhaltensprogramm

Stehen für dich Sorgen und Furcht vor der Ausführung von Bewegungen im Vordergrund, die mit der Belastung deiner Halswirbelsäule einhergehen? Wenn ja, dann hilft dir das Verhaltensprogramm.

Das Verhaltensprogramm bezieht sich auf die psychische Verarbeitung deiner Sorgen und Ängste in Bezug auf deine Halswirbelsäulenbelastung. Darunter verstehen wir die verschiedenen Bewegungsmuster, auf die du in deinem Alltag regelmäßig angewiesen bist, so z. B. das Tragen von Einkaufstaschen oder das Drehen deines Kopfes, bevor du eine Straße überquerst. Aufgrund der Sorge vor Verletzungen oder Schmerzen kann es sein, dass du langfristig jede Form einer solchen Belastung vermeidest. Allein schon der Gedanke an Bewegungen oder Tätigkeiten, wie z. B. das Sitzen am PC-Arbeitsplatz, kann zu einer mentalen Blockade führen.

Die nachfolgenden Therapieprogramme sollen dir dazu verhelfen, das Selbstvertrauen aufzubauen, das du benötigst, um deine Halswirbelsäule wieder vollständig belasten zu können. Deine Befürchtungen und Ängste werden dadurch reduziert und deine Belastbarkeit gesteigert. Ebenfalls sorgen sie dafür, dass du deine alltäglichen Belastungen durch gezielte Entspannungsmaßnahmen besser zu bewältigen lernst.

Damit du für deine individuelle Beschwerdesituation ein passendes Verhaltensprogramm nutzen und deine Erfolge vergleichen kannst, benötigst du zu Beginn immer eine entsprechende Selbsteinschätzung [➦S. 62]. Je nach deiner Selbsteinschätzung wählst du eines der drei Programme (A, B, C). Die Einteilung erfolgt nach deiner Beschwerdeintensität.

Dein Weg zu mentaler Stärke und mehr Belastbarkeit **ist ein stufenweiser Prozess,** der sich über einen längeren Zeitraum erstrecken kann. Du bereitest also nicht nur deine Halswirbelsäule, sondern dein gesamtes Verhalten Schritt für Schritt auf neue Belastungen und vor allem den Umgang mit Belastungen vor.

Und noch etwas zu den Übungen! Wir haben die Programme getestet – und zwar an den Menschen, die wir täglich behandeln. Unsere Patienten versichern, dass ihnen diese Programme geholfen haben.

Bewegungsmuster

In deinem normalen Alltag führst du ständig unterschiedliche Bewegungsmuster durch, so z. B. der Schulterblick beim Autofahren, das Strecken der Halswirbelsäule beim Hochschauen, das Tragen von Gegenständen und viele mehr. Manchmal ist allein der Gedanke an ein solches Bewegungsmuster für dich bereits besorgniserregend. Du denkst z. B. vor dem Schulterblick beim Einparken an die Drehung deines Kopfes und befürchtest, dich dabei zu verletzen. Darum ist es wichtig, dass du dich mit dem spezifischen Bewegungsmuster auseinandersetzt. So erhältst du die perfekte Grundlage, um deine Belastungsangst systematisch und zielorientiert zu überwinden. Wir haben drei Mustergruppen mit jeweils typischen Bewegungsmustern definiert.

Rotationsmuster

Das Rotationsmuster umfasst Drehbewegungen deiner Halswirbelsäule bzw. deines Kopfes und ist Bestandteil von vielen alltäglichen Aktivitäten. Oftmals werden Rotationen von Patienten als besorgniserregend empfunden, weil sie als strukturschädigend und schmerzauslösend gedeutet werden. Hier unsere drei Beispiele:

- → Nach-links- und Nach-rechts-Schauen beim Überqueren der Straße
- → Umdrehen wie beim Schulterblick im Auto („Radfahrerblick“)
- → Blick in den schräg positionierten PC

Beuge- und Streckmuster

Das Beuge- und Streckmuster ist durch kraftaufwendige und oftmals häufig wiederkehrende bzw. länger andauernde Bewegungsmuster gekennzeichnet. Der Kraftbedarf bei solchen Bewegungen wird oft mit einer enormen Belastung der Halswirbelsäule, der Bandscheiben und der Nervenwurzeln gleichgesetzt. Es entsteht die falsche Annahme, dass die Belastung diese Strukturen schädigt. Beispiele hierfür sind:

- → Rasches Beschleunigen beim Auto- oder Fahrradfahren. Hierbei stabilisieren die Halswirbelsäule und der Nacken deine Kopfposition.
- → Nach-oben-Schauen, um z. B. einen hochgestellten Gegenstand zu erblicken
- → Nach-hinten-Neigen des Kopfes, z. B. beim Fahrradfahren

Statik- und Ausdauermuster

Das Statik- und Ausdauermuster zeigt sich an langandauernden, bewegungsarmen Belastungen, die eine „statische“ (ausdauernde) Muskelbeanspruchung verlangen. Es entsteht dabei nicht selten die Überzeugung, dass langanhaltende Belastungen dieser Art sich zwangsläufig negativ auf die Haltung auswirken oder Verletzungen an der Halswirbelsäule hervorrufen, was nicht den Fakten entspricht. Beispiele hierfür sind:

- → Längeres Sitzen am Büroarbeitsplatz oder beim Handwerk wie Nähen
- → Fahrrad- oder Autofahren über eine größere Distanz
- → Längeres Tragen von schweren Gegenständen, z. B. Einkaufstaschen

Bestimmung des IST-Zustands und Auswahl deines Verhaltensprogramms

- Führe zunächst die Selbsteinschätzung durch, indem du bei allen neun Bewegungsmustern die Stärke deiner Belastungsängste beurteilst [➦S. 62].
- Beschreibe deine jeweilige Belastungsangst mit einer für dich zutreffenden Zahl zwischen **0** (keine Sorgen/Ängste) und **10** (maximale Sorgen/Ängste).
- Das Bewegungsmuster, vor dem du die größte Belastungsangst empfindest, bestimmt die Wahl deines Verhaltensprogramms – entweder Verhaltensprogramm A (Rotation), B (Beugen/Strecken) oder C (Statik/Ausdauer). Das Entspannungsprogramm [➦S. 134] dient dann nachrangig der Vorbeugung.
- Um die Entwicklung deiner Belastungsängste später besser überprüfen zu können, hebst du deine Selbsteinschätzungen auf [➦S. 69].

Erste Selbsteinschätzung der Belastungsangst für die Programmauswahl

Du hast z. B. Angst, deine Halswirbelsäule zu verletzen, wenn du beim Überqueren einer Straße nach links und rechts schaust und definierst diese mit **7** (Rotationsmuster). Außerdem hast du Angst, deine Halswirbelsäule zu strecken und den Kopf nach hinten zu neigen, um z. B. einen hochgelegenen Gegenstand zu erblicken. Diese Angst bezifferst du mit **4** (Beuge- und Streckmuster).

Somit musst du dich für Verhaltensprogramm A entscheiden, das genau zur Therapie dieser vorrangigen Belastungsangst (Rotation) entwickelt wurde. Das bedeutet, dass die höchste Ziffer, die du bei deiner ersten Selbsteinschätzung vergibst, die Programmwahl bestimmt. Bei der Selbsteinschätzung im Trainingsverlauf, die du vor und nach jeder Durchführung des Übungsprogramms aufschreibst, überprüfst du dann immer genau das Bewegungsmuster, das mit der höchsten Punktzahl auch die Programmauswahl bestimm hat – in diesem Fall die Angst vor dem Schulterblick.

Warnhinweis

Sollten sich deine Beschwerden und/oder Belastungsängste deutlich verschlechtern (Zunahme bis auf Stufe 8 oder mehr, siehe auch Warnzeichen S. 37), dann zögere nicht, umgehend ärztliche Hilfe in Anspruch zu nehmen. Manchmal sind Dinge doch komplizierter.

Rotationsmuster	**0–10**
Nach-links- und Nach-rechts-Schauen, z. B. beim Überqueren einer Straße	3
Umdrehen wie beim Schulterblick im Auto	7
In den schräg positionierten PC blicken	
Beuge-/Streckmuster	**0–10**
Nach-oben-Schauen, um z. B. einen hochgestellten Gegenstand anzuschauen	4
Rasches Beschleunigen mit dem Fahrrad oder dem Auto	
Kopf-nach-hinten-Neigen wie beim Fahrradfahren	
Statik-/Ausdauermuster	**0–10**
Längeres Sitzen mit vorgebeugter Kopfhaltung, z. B. am PC-Arbeitsplatz oder bei einem Handwerk wie Nähen	
Längeres Fahrrad- oder Autofahren	
Längeres Tragen von schweren Gegenständen, z. B. Einkaufstaschen	

Tab. 6 Patientenbeispiel zur Selbsteinschätzung der Belastungsangst. Die Furcht, durch Bewegungen Schäden oder Schmerzen der Halswirbelsäule hervorzurufen, wird anhand von drei Mustergruppen erfasst.

Verhaltensprogramm A – Belastungsangst „Rotation"

Das Verhaltensprogramm A ermöglicht es dir, deine Belastungsangst vor Rotationsbewegungen zu lindern, wie z. B. vor dem Schulterblick im Auto. Stufenweise soll sich dein Selbstvertrauen bei den Rotationsbewegungen, die dir Sorgen bereiten, verstärken.

- → Führe zuerst die Selbsteinschätzung zur Belastungsangst vor dem Rotationsmuster durch, das bei dir die meisten Ängste ausgelöst hat, z. B. der Schulterblick im Auto [➦S. 121].
- → Wichtig ist, dass du im Verhaltensprogramm A deine Bewegungsgeschwindigkeit selbst bestimmst, um dich nicht selbst zu verunsichern – langsamer ist besser als schnell!
- → Beginne mit Übung 5, wiederhole sie so oft wie angegeben, beende sie und starte dann mit der nächsten Übung (Nr. 4).
- → Erst wenn du alle drei Übungen gemacht hast, wiederholst du das gesamte Verhaltensprogramm A ein weiteres Mal.
- → Führe nach Abschluss des 2. Durchgangs erneut die Selbsteinschätzung durch – bewerte hierfür die Angst vor dem gleichen Rotationsmuster wie zu Beginn, z. B. dem Schulterblick im Auto.
- → Dokumentiere deine Selbsteinschätzung [➦S. 69].
- → Wende das gesamte Programm jeden zweiten Tag einmal an, z. B. entweder morgens, mittags oder abends.
- → Wenn deine Belastungsangst auf Stufe 2 oder weniger gesunken ist, kannst du zum Entspannungsprogramm wechseln, um deinen Erfolg langfristig zu halten [➦S. 134].

ZEITBEDARF

6 Minuten

HÄUFIGKEIT

alle 2 Tage

(z. B. morgens, mittags oder abends)

WIEDERHOLUNGEN

2 Durchgänge

ZIEL BESCHWERDEINTENSITÄT

2 oder geringer

(wechsle dann zum Entspannungsprogramm)

WICHTIG

Bestimme die Bewegungsgeschwindigkeit selbst

HINWEISE

→ Bitte schaue dir die einzelnen Übungen genau an.
→ Lies bitte sorgfältig die Hinweise und mache dich *(ganz wichtig!)* **praktisch** mit den Übungen vertraut.
→ Führe dazu die Übung ein paarmal aus, sodass sich eine gewisse Vertrautheit und Routine einstellen und du die Programmführung anhand der Icons leicht nachvollziehen kannst.
→ Auch solltest du auf deinen Lebensstil achten und die Mythen über Nackenschmerzen kennen [S. 10].

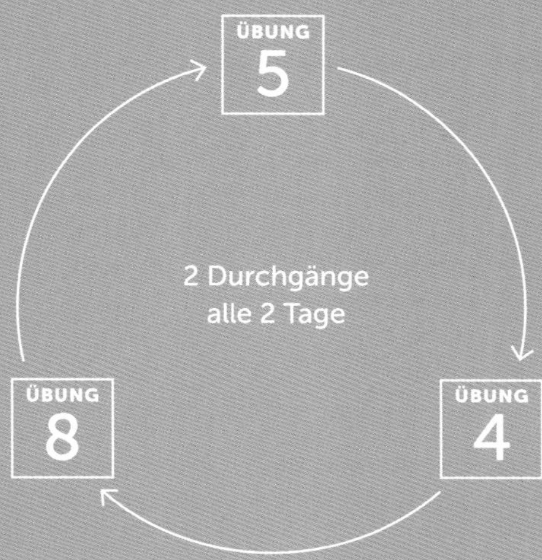

Verhaltensprogramm A

Belastungsangst „Rotation"

0 [Skala] 10 **Selbsteinschätzung zur Belastungsangst vorher**

5 **Kopfkreisen**

10-mal li/re

Versuche, die Ausführlichkeit deiner Bewegung sowie die An- und Entspannung deiner Halsmuskulatur mit geschlossenen Augen bewusst wahrzunehmen. Führe die Bewegung zunehmend weitläufiger (endgradiger) und fließender aus.

4 **Rotationsübung**

10-mal li/re

Führe die Bewegung zu Beginn in kleinem Ausmaß durch. Versuche, die Bewegung mit jeder Wiederholung größer werden zu lassen, und spüre, wie du immer weiterkommst.

8 **Dynamische Bewegungskontrolle**

5-mal

Schließe die Augen und führe die Bewegung mit jeder Wiederholung weitläufiger (endgradiger) aus. Erst, wenn du mit dem Bewegungsausmaß zufrieden bist, behältst du das Bewegungsausmaß für die folgenden Wiederholungen bei. Öffne im letzten Durchgang deine Augen, um zu sehen, wie weit du gekommen bist.

Starte den 2. Durchgang der 3 Übungen

0 [Skala] 10 **Selbsteinschätzung zur Belastungsangst nachher**

Zeitbedarf ca. 6 Minuten

[➦ S. 152]

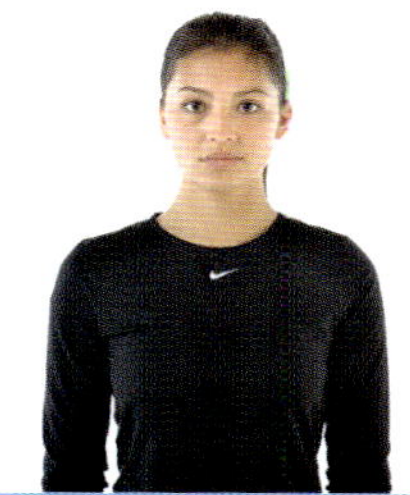
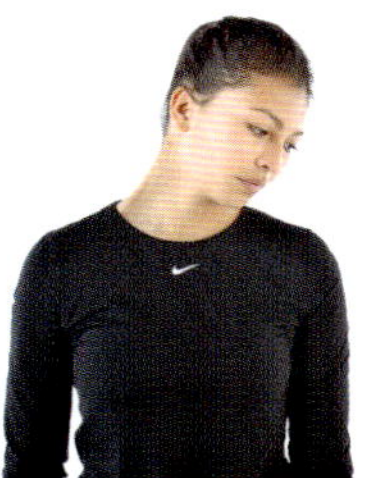
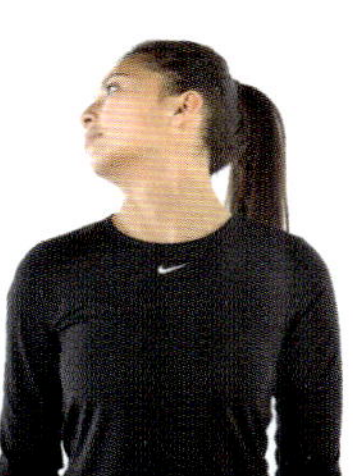

[➦ S. 150]

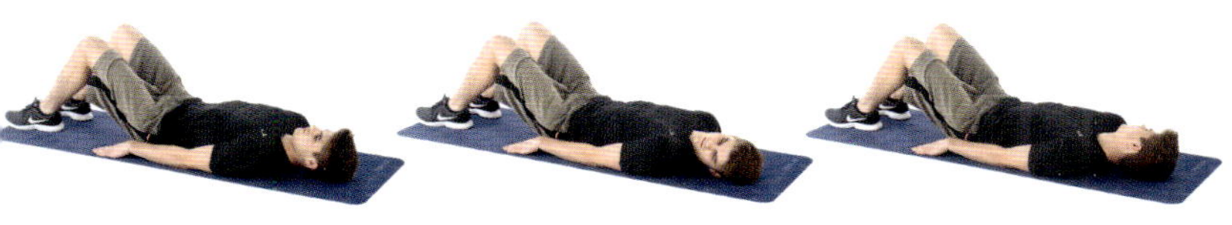

[➦ S. 158]

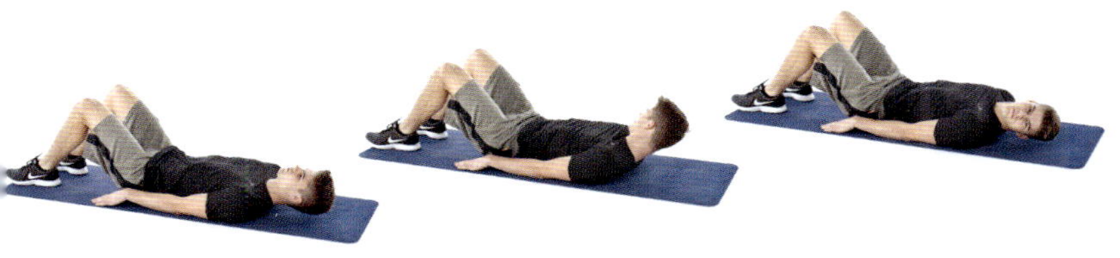

Verhaltensprogramm B – Belastungsangst „Beugen und Strecken“

Das Verhaltensprogramm B hilft dir, deine Belastungsangst bei Beuge- und Streckbewegungen deiner Halswirbelsäule zu lindern, wie z. B. beim Hochschauen. Stufenweise soll sich dein Selbstvertrauen bei den Beuge- und Streckbewegungen, die dir Sorgen bereiten, verstärken.

- Führe zuerst die Selbsteinschätzung zur Belastungsangst vor dem Beuge-und Streckmuster durch, das bei dir die meisten Ängste ausgelöst hat, z. B. das Nach-oben-Schauen [➦S. 121].
- Wichtig ist, dass du im Verhaltensprogramm B deine Bewegungsgeschwindigkeit selbst bestimmst, um dich nicht selbst zu verunsichern – langsamer ist besser als schnell! Gleiches gilt für das Bewegungsausmaß. Versuche, die Bewegungen zunehmend größer werden zu lassen, sobald du dich mit dem erreichten Bewegungsausmaß sicher fühlst.
- Beginne mit Übung 2, wiederhole sie so oft wie angegeben, beende sie und starte dann mit der nächsten Übung (Nr. 8).
- Erst wenn du alle vier Übungen gemacht hast, wiederholst du das gesamte Verhaltensprogramm B ein weiteres Mal.
- Führe nach Abschluss des 2. Durchgangs erneut die Selbsteinschätzung durch und dokumentiere sie [➦S. 69].
- Wende das gesamte Programm jeden zweiten Tag einmal an.
- Wenn deine Belastungsangst auf Stufe 2 oder weniger gesunken ist, kannst du zum Entspannungsprogramm wechseln, um deinen Erfolg langfristig zu halten [➦S. 134].

ZEITBEDARF

10 Minuten

HÄUFIGKEIT

alle 2 Tage

(z. B. morgens, mittags oder abends)

WIEDERHOLUNGEN

2 Durchgänge

ZIEL BESCHWERDEINTENSITÄT

2 oder geringer

(wechsle danach zum Entspannungsprogramm)

WICHTIG

Bestimme die Bewegungsgeschwindigkeit selbst!

HINWEISE

- → Bitte schaue dir die einzelnen Übungen genau an.
- → Lies bitte sorgfältig die Hinweise und mache dich *(ganz wichtig!)* **praktisch** mit den Übungen vertraut.
- → Führe dazu die Übung ein paarmal aus, sodass sich eine gewisse Vertrautheit und Routine einstellen und du die Programmführung anhand der Icons leicht nachvollziehen kannst.
- → Auch solltest du auf deinen Lebensstil achten und die Mythen über Nackenschmerzen kennen [➦S. 10].

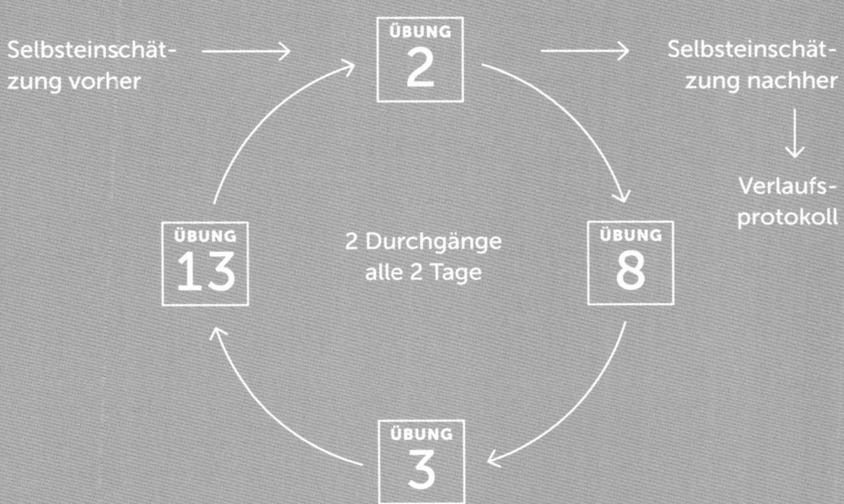

Verhaltensprogramm B

Belastungsangst „Beugen/Strecken"

0–10	**Selbsteinschätzung zur Belastungsangst vorher**
2	**Gleitende Mobilisation** *10-mal vor/zurück* *Versuche, die Ausführlichkeit deiner Bewegung sowie die An- und Entspannung deiner vorderen und hinteren Halsmuskulatur mit geschlossenen Augen bewusst wahrzunehmen. Führe die Bewegung zunehmend weitläufiger (endgradiger) aus.*
8	**Dynamische Bewegungskontrolle** *5-mal li/re* *Führe zu Beginn die Bewegung in kleinem Ausmaß durch. Versuche, die Bewegung mit jeder Wiederholung größer werden zu lassen, und spüre, wie du immer weiterkommst.*
3	**Schulterkreisen** *10-mal vor-/rückwärts* *Schließe die Augen und führe die Bewegung mit jeder Wiederholung weitläufiger aus. Versuche, die An- und Entspannung deiner Hals- und Nackenmuskulatur bewusst wahrzunehmen.*
13	**Kreuzheben** *10-mal* *Führe die Übung vor einem Spiegel stehend durch, damit du deinen Erfolg besser sehen und bewusst erleben kannst. Versuche, die Bewegung immer größer (endgradiger) und fließender werden zu lassen.*
	Starte den 2. Durchgang der 4 Übungen
0–10	**Selbsteinschätzung zur Belastungsangst nachher**

Zeitbedarf ca. 10 Minuten

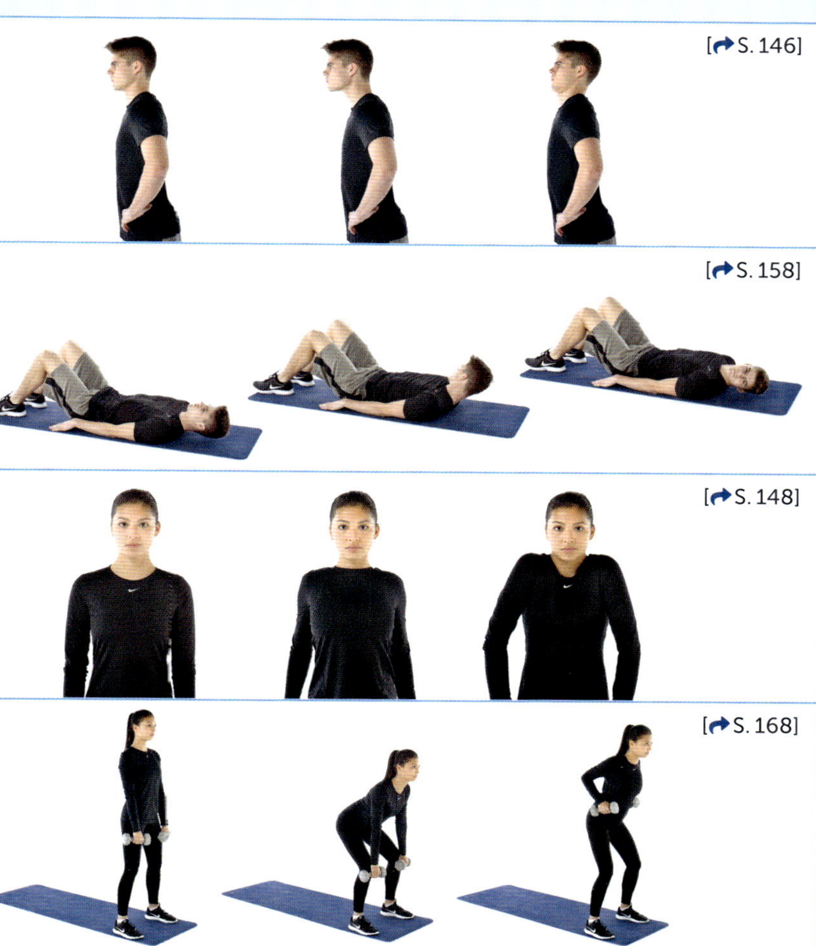

[➦ S. 146]

[➦ S. 158]

[➦ S. 148]

[➦ S. 168]

Verhaltensprogramm C – Belastungsangst „Statik und Ausdauer“

Das Verhaltensprogramm C reduziert deine Belastungsangst bei statischen und ausdauernden Beanspruchungen deines Nackens und deiner Halswirbelsäule, wie z. B. das längere Tragen von schweren Einkaufstaschen oder längeres Sitzen am Büroarbeitsplatz. Dein Selbstverstrauen soll sich stufenweise bei diesen Beanspruchungen, die dir Sorgen bereiten, verstärken.

- Führe zuerst die Selbsteinschätzung zur Belastungsangst vor dem Statik- und Ausdauermuster durch, das bei dir die meisten Ängste ausgelöst hat, z. B. langes Sitzen am Büroarbeitsplatz [➦S. 121].
- Wichtig ist, dass du im Verhaltensprogramm C deine Bewegungsgeschwindigkeit selbst bestimmst, um dich nicht selbst zu verunsichern – langsamer ist besser als schnell!
- Beginne mit Übung 2, wiederhole sie so oft wie angegeben, beende sie und starte dann mit der nächsten Übung (Nr. 10).
- Erst wenn du alle fünf Übungen gemacht hast, wiederholst du das gesamte Verhaltensprogramm C zwei weitere Male.
- Führe nach Abschluss des 3. Durchgangs erneut die Selbsteinschätzung durch.
- Dokumentiere deine Selbsteinschätzung [➦S. 69].
- Wende das gesamte Programm jeden zweiten Tag einmal an.
- Wenn deine Belastungsangst auf Stufe 2 oder weniger gesunken ist, kannst du zum Entspannungsprogramm wechseln, um deinen Erfolg langfristig zu halten [➦S. 134].

ZEITBEDARF

30 Minuten

HÄUFIGKEIT

alle **2** Tage

(z. B. morgens, mittags oder abends)

WIEDERHOLUNGEN

3 Durchgänge

ZIEL BESCHWERDEINTENSITÄT

2 oder geringer

(wechsle danach zum Entspannungsprogramm)

WICHTIG

Bestimme deine Bewegungsgeschwindigkeit selbst – langsamer ist besser als schnell!

HINWEISE

→ Bitte schaue dir die einzelnen Übungen genau an.

→ Lies bitte sorgfältig die Hinweise und mache dich *(ganz wichtig!)* **praktisch** mit den Übungen vertraut.

→ Führe dazu die Übung ein paarmal aus, sodass sich eine gewisse Vertrautheit und Routine einstellen und du die Programmführung anhand der Icons leicht nachvollziehen kannst.

→ Auch solltest du auf deinen Lebensstil achten und die Mythen über Nackenschmerzen kennen [➦S. 10].

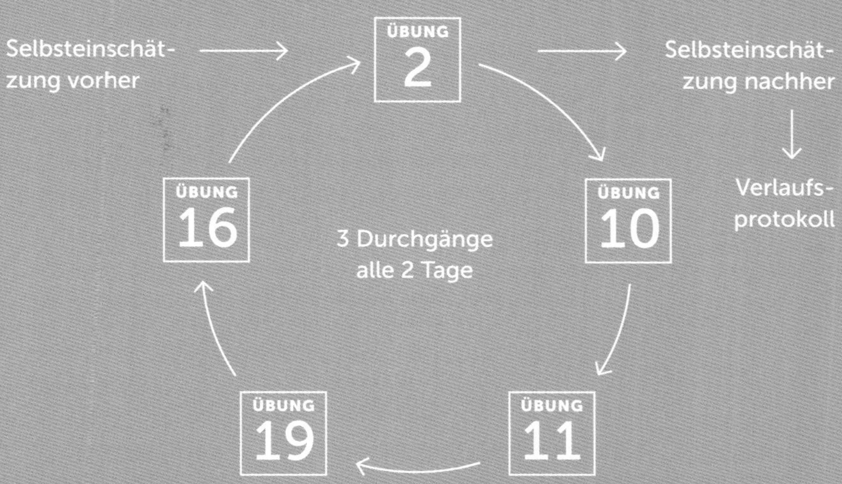

Verhaltensprogramm C

Belastungsangst „Statik/Ausdauer"

0–10	**Selbsteinschätzung zur Belastungsangst vorher**
2	**Gleitende Mobilisation** *10-mal vor/zurück* *Schließe die Augen und versuche, das Ausmaß der Bewegung deiner Halswirbelsäule sowie die An- und Entspannung deiner vorderen und hinteren Halsmuskulatur bewusst wahrzunehmen. Führe die Bewegung zunehmend weitläufiger aus.*
10	**Vorgleiten (Holdings)** *1-mal 10 Sek., 1-mal 15 Sek., 1-mal 20 Sek. halten* *Schließe die Augen und versuche, die Bewegung mit jeder Wiederholung weitläufiger werden zu lassen. Verlagere deinen Kopf so weit nach vorne, wie du dich sicher fühlst und halte die Kopfposition an der Stelle, die dir keine Angst bereitet.*
11	**Zurückgleiten (Holdings)** *1-mal 10 Sek., 1-mal 15 Sek., 1-mal 20 Sek. halten* *Arbeite dich mit jeder Wiederholung etwas näher an das volle Bewegungsausmaß heran. Spüre, wie du die Bewegung immer weitläufiger durchführen kannst, und halte die Kopfposition an der Stelle, die dir keine Angst bereitet. Steigere die Haltedauer mit jedem Durchgang um 5 Sekunden.*
19	**Liegende Seitneigung (Holdings)** *1-mal 10 Sek., 1-mal 15 Sek., 1-mal 20 Sek. halten* *Versuche, mit jedem Durchgang die Bewegung größer werden zu lassen und halte den seitgeneigten Kopf in der Position, die dir keine Angst bereitet. Steigere die Haltedauer mit jeder Runde um 5 Sek. und spüre, wie das Halten zunehmend leichter fällt.*
16	**Ausfallschritt** *6-mal li/re* *Versuche, während des Ausfallschritts die Schulterblätter nach unten zu ziehen und weit weg von den Ohren zu halten. Richte deine Aufmerksamkeit auf die Bewegung der Beine.*
	Starte 2 weitere Durchgänge der 5 Übungen
0–10	**Selbsteinschätzung zur Belastungsangst nachher**

Zeitbedarf ca. 30 Minuten

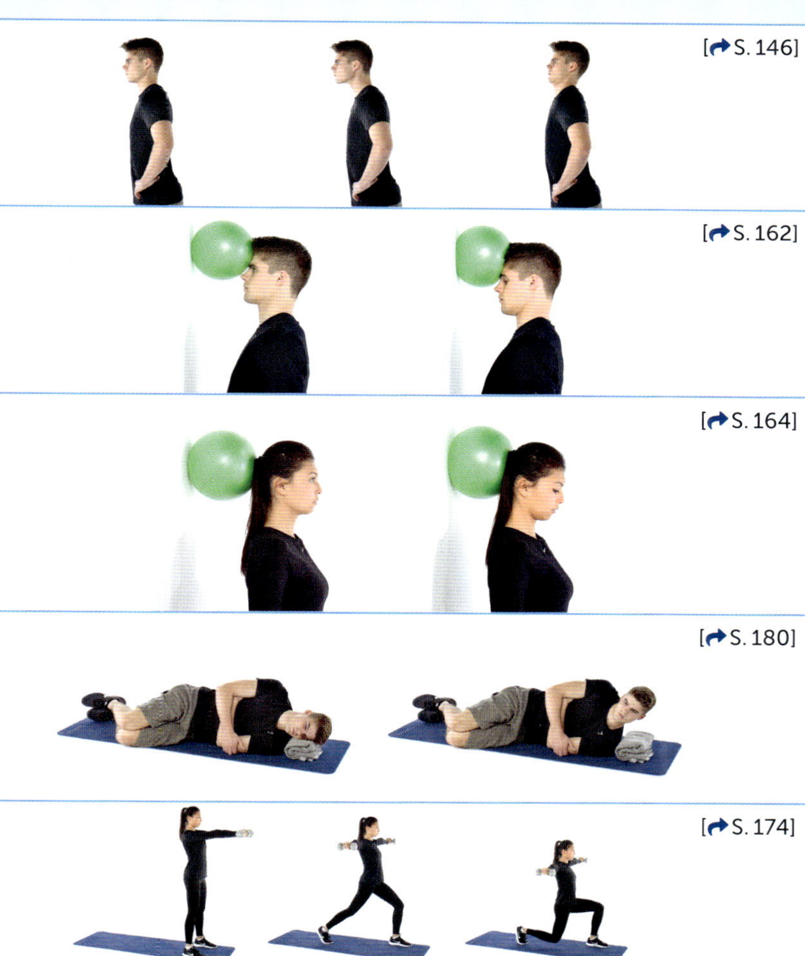

Das Entspannungs-programm

Dieses Programm enthält drei Atem- und Dehnübungen und hilft dir, dich und dein Nervensystem zu entspannen. Du fühlst dich häufig übermotiviert, dauerhaft gestresst oder angespannt? Dann nutze dieses Programm, um Zeit mit dir in Ruhe zu verbringen und deinen Körper besser spüren zu lernen. Die damit einhergehende, stufenweise Reduktion deiner mentalen Anspannung merkst du z. B. daran, dass du wieder besser schlafen und wichtige Aktivitäten des alltäglichen Lebens konzentrierter ausführen kannst.

- Wichtig ist, dass du im Entspannungsprogramm deine Bewegungsgeschwindigkeit selbst bestimmst, um dich nicht selbst zu verunsichern – langsamer ist besser als schnell!
- Beginne mit Übung 1, wiederhole sie so oft wie angegeben, beende sie und starte dann mit der nächsten Übung (Nr. 2).
- Erst wenn du alle drei Übungen gemacht hast, wiederholst du das gesamte Entspannungsprogramm zwei weitere Male.
- Wende das gesamte Programm jeden zweiten Tag einmal an, z. B. entweder morgens, mittags oder abends.
- Du kannst das Programm so lange durchführen, wie es dir zur Entspannung hilft.
- Falls du weitere Beschwerden verspürst (Schmerzen, Bewegungseinschränkung oder Belastungsangst), solltest du das entsprechende Programm dazu ebenfalls durchführen [➦S. 62].
- Anregungen für alternative Entspannungstechniken findest du auf der nachfolgenden Doppelseite.

ZEITBEDARF

20 Minuten

HÄUFIGKEIT

alle 2 Tage oder nach Bedarf (z. B. morgens, mittags oder abends)

WIEDERHOLUNGEN

3 Durchgänge

WICHTIG

→ Bestimme deine Bewegungsgeschwindigkeit selbst – langsamer ist besser als schnell!

HINWEISE

→ Bitte schaue dir die einzelnen Übungen genau an.
→ Lies bitte sorgfältig die Hinweise und mache dich *(ganz wichtig!)* **praktisch** mit den Übungen vertraut.
→ Führe dazu die Übung ein paarmal aus, sodass sich eine gewisse Vertrautheit und Routine einstellen und du die Programmführung anhand der Icons leicht nachvollziehen kannst.

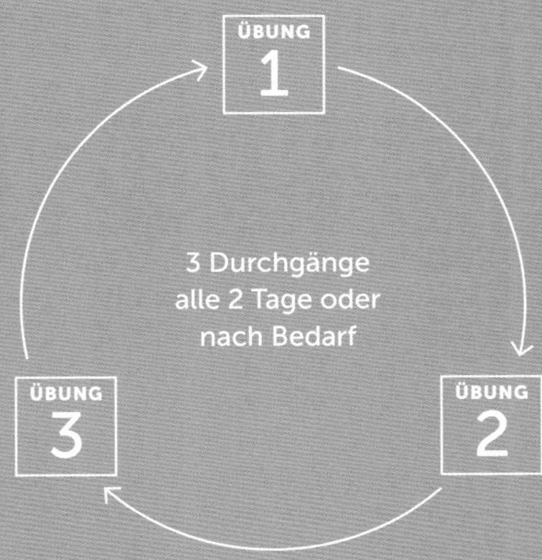

Entspannungsprogramm

Atem- und Mobilisationsübungen

1 **Nackendehnung (mit Atemtechnik)**
5-mal li/re
Atme bei jeder Wiederholung jeweils 5 Sek. durch die Nase ein und 5 Sek. durch den Mund aus. Schließe deine Augen, um die Entspannung besser wahrzunehmen. Wenn es sich gut anfühlt, kannst du beim Ausatmen die Dehnung verstärken, indem du deinen Kopf weiter zur Seite neigst oder die Bewegung durch den Druck deiner Hand unterstützt.

2 **Gleitende Mobilisation (mit Atemtechnik)**
5-mal vor/zurück
Atme beim Gleiten des Kopfes nach hinten 5 Sek. ein und beim Gleiten nach vorne 5 Sek. aus. Schließe die Augen und spüre der Bewegung nach. Versuche, die Bewegungsgeschwindigkeit an deinen Atem anzupassen, und spüre, wie die Bewegung immer fließender wird.

3 **Schulterkreisen (mit Atemtechnik)**
10-mal vor-/rückwärts
Atme beim Nach-hinten-Kreisen der Schulter über 5 Sek. ein und beim Nach-vorne-Kreisen über 5 Sek. aus. Schließe deine Augen und versuche, die Bewegung mit jeder Wiederholung etwas größer und fließender werden zu lassen.

Starte 2 weitere Durchgänge der 3 Übungen

Alternativen zur Entspannung

Alternativen zum Entspannungsprogramm sind z. B. das autogene Training oder die progressive Muskelrelaxation nach Jacobsen (PMR). Auch Meditationsübungen oder Gedanken- bzw. Traumreisen stellen wirkungsvolle Entspannungstechniken dar. Anleitungen hierzu finden sich reichlich im Internet, in Büchern oder auf Seminaren. Diese oder ergänzende alltagstaugliche Methoden verlangen kaum mehr Zeitaufwand als unser Entspannungsprogramm, sollten in einer ähnlichen Häufigkeit angewendet werden und sind überall durchführbar. Weitere alltagstaugliche Entspannungvarianten, für die du keine neue Techniken erlernen musst und deshalb direkt im Alltag nutzen kannst, sind z. B. Spaziergänge in der Natur oder ruhigen

Zeitbedarf ca. 20 Minuten

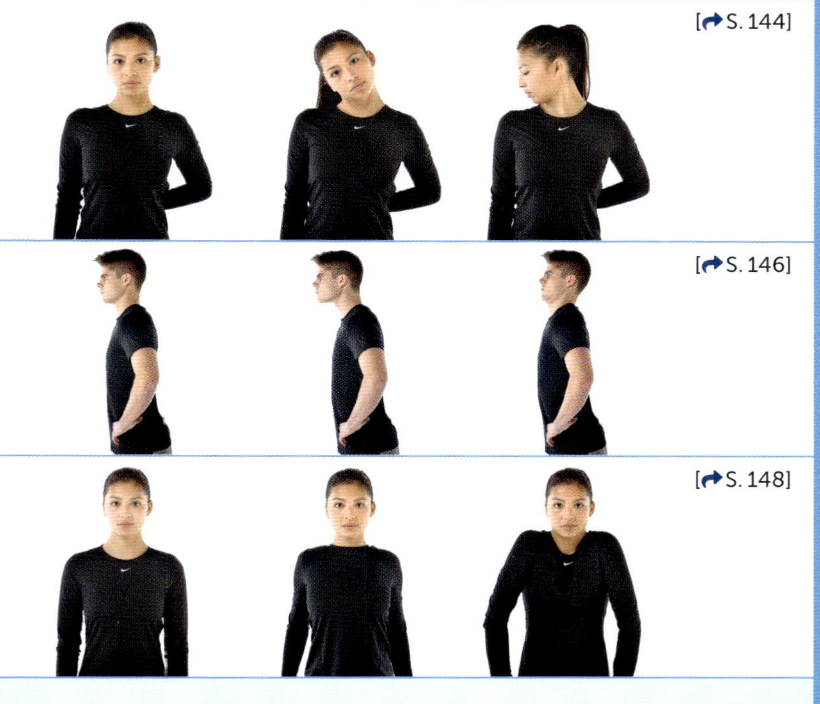

[➦ S. 144]

[➦ S. 146]

[➦ S. 148]

Gegenden, Thermalbadbesuche, das Genießen von Musik des persönlichen Geschmacks und viele ähnliche Aktivitäten, die dir nach deinem Empfinden guttun. Wichtig ist lediglich, diese alltagstauglichen Entspannungsvarianten regelmäßig mindestens dreimal pro Woche für jeweils 30 Minuten durchzuführen. Insbesondere in stressbelasteten Situationen solltest du nicht aus Zeitmangel oder Erschöpfung auf sie verzichten – genau in diesen Momenten sind sie am wertvollsten für dich! Solltest du dir bei einer Aktivität, die dir durch den Kopf geht, unsicher sein, kannst du natürlich gern auf unser bewährtes Mittel der Selbsteinschätzung vorher und nachher zurückgreifen, um für die besagte Aktivität den Grad deiner An- bzw. Entspannung bewusst wahrzunehmen und zu vergleichen.

Die Übungen

Die Übungen

Im Folgenden zeigen wir dir 19 einfache Übungen. Diese Übungen werden in den verschiedenen bereits vorgestellten Übungsprogrammen miteinander kombiniert. Schaue dir vor der Durchführung des jeweiligen Programms die einzelnen Übungen genau an. Mache dich mit ihnen vertraut und präge dir die Abläufe ein. Die Übungen sind nicht schwer. Jeder sollte sie unabhängig von seinem Trainingszustand ausführen können.

Die **ÜBUNGEN 1–7** richten sich an die bewusste Bewegungsansteuerung, Bewegungswahrnehmung und Beweglichkeit.

Zu wissen und zu spüren, welcher Muskel welchen Körperteil bewegt, ist genauso relevant wie die Beweglichkeit an sich. Wenn du die Muskelanspannung bei einer Bewegung spürst, ist es dir möglich, deine Bewegungen viel gezielter auszuführen. Dadurch verminderst du das Risiko von Überlastungen und wirst nicht durch eine Steifigkeit ausgebremst.

Die **ÜBUNGEN 8–12** vermitteln Bewegungskontrolle und leichte Kräftigung.

Nicht deine Kraft wird hier primär gefordert, sondern dein Nervensystem. Dieses plant und steuert die Genauigkeit, die Vielseitigkeit und die Ausführlichkeit deiner Bewegungen. Zudem beeinflusst es deine Schmerzen. Wenn du es beruhigst (entspannst), nehmen deine Schmerzen ab.

Die **ÜBUNGEN 13–19** fördern deine Kraft und deine Koordination.

Natürlich benötigst du auch Kraft, um die Beschwerden deiner Halswirbelsäule zu bewältigen. Ohne Kraft erhältst du auch keine Stabilität. Beides ist nötig, um den Alltag erfolgreich zu meistern. Aber die Kraft, einen Widerstand zu überwinden (z. B. das Tragen von Einkaufstaschen) reicht nicht aus. Du musst deine Halswirbelsäule auch gezielt bewegen können (Koordination). Einige der Übungen wirken auf deine Schulter- und Rumpfmuskulatur. Der Grund hierfür liegt in der Bedeutung dieser Muskelgruppen für die Bewältigung alltäglicher Bewegungsmuster. So merkst du z. B. beim Heben und Tragen eines Gegenstands, dass du deinen Rücken strecken musst, wenn du die Last vom Boden anhebst. Ebenso benötigst du beim langen Sitzen am Büroarbeitsplatz, auf dem Fahrrad oder beim Autofahren eine kräftige und ausdauernde Rumpf- und Schultermuskulatur, um deine gesamte Wirbelsäule aufzurichten.

Die Variationen der **ÜBUNGEN 1–3** mit Atemtechnik sind Entspannungsübungen.

Zur Entspannung deines Nervensystems stellen wir dir Mobilisations- und Atemübungen vor. Mithilfe der Mobilisationsübungen regulierst du dein Nervensystem vom Zustand der Anspannung in den Zustand der Entspannung. In der medizinischen Fachsprache heißt der für die Entspannung zuständige Teil deines Nervensystems „Parasympathikus" und der für die Anspannung zuständige Teil „Sympathikus". Wenn du dich z. B. streckst, fühlst du dich direkt danach entspannter. Um diesen Effekt zu steigern und vor allem andauernder zu gestalten, nutzen wir die entsprechenden Mobilisationsübungen. Auch über die gezielte Atmung entspannst du dein Nervensystem, was zu einer Reduktion deiner Schmerzen führt. Im Vergleich zu anderen Funktionen des vegetativen Nervensystems, wie z. B. der Magen-Darm-Tätigkeit, ist die Atmung bewusst steuerbar (Reilly & Moore 2003, Russo et al. 2017, Stanley et al. 2013). Du kannst mit deinen Gedanken deine Atmung steuern. Genauso hat deine bewusste Atmung wiederum einen Effekt auf das Gehirn und dadurch auch auf dein gesamtes Nervensystem. Jetzt wird es etwas kompliziert: Die Herzfrequenz wird vom Sinusknoten, deinem physiologischen „Herzschrittmacher", kontrolliert (Reilly & Moore 2003). Der Sinusknoten wird wiederum vom Parasympathikus (entspannender Teil des Nervensystems) und vom Sympathikus (anspannender Teil des Nervensystems) stimuliert. Der Parasympathikus senkt die Herzfrequenz, der Sympathikus lässt sie ansteigen. Über den Nervus vagus werden die entspannenden Aktionen des Parasympathikus weitergeleitet. So erfährst du eine Abnahme deiner Herzfrequenz und beginnst, in einen entspannteren Zustand zu wechseln (Reilly & Moore 2003). Ideal dabei ist das langsame und kontrollierte Einatmen durch die Nase und das Ausatmen durch den Mund.

Die Pluspunkte unseres Selbstbehandlungskonzepts

- Die Übungen der Therapieprogramme sind so konzipiert, dass sie ohne große Aufwände nahezu an jedem Ort durchführbar sind. Demnach spielt es keine Rolle, ob du dich zu Hause im Wohnzimmer, in einem Fitnessstudio oder am Arbeitsplatz befindest. Der entscheidende Vorteil für die Therapieeffektivität ist dadurch gewährleistet.
- Damit du dich selbst erfolgreich und vor allem nachhaltig therapieren kannst, musst du die Übungen regelmäßig ausführen. Es bringt dir nichts, Mitgliedsbeiträge für Rehabilitations- oder Fitnessstudios oder entsprechende Kursveranstaltungen zu bezahlen, die du dann einmal in der Woche besuchst.

- Der Zeitaufwand, den du für die Umsetzung der Therapieprogramme benötigen wirst, ist relativ gering. Dieser Punkt ist essenziell.
- Wenn du weder in Kurzhanteln noch in ein Fitnessband investieren möchtest, führe die Übungen ohne diese Hilfsmittel durch. Dies wäre nicht der optimale Weg, aber dennoch ausreichend.

Merke und beachte!

Nicht die einmalige Intensität einer Therapie oder eines Trainingsprogramms erzielt den Erfolg bei Nackenbeschwerden, sondern die Häufigkeit, die einfache Umsetzung und die zielgerichtete Durchführung – ein Aspekt, der auch unter medizinischen Fachleuten leider oft zu wenig beachtet wird.

Für alle Übungen gilt:

- Achte auf die schmerzfreie Ausführung
- Führe die Übung in einer ruhigen Umgebung durch
- Wiederhole die Übungen so oft wie angegeben

1 Nackendehnung

Muskelaktivität und Bewegungsrichtung

- → Dehnung der seitlichen Hals- und Nackenmuskulatur durch Neigung zur gegenüberliegenden Seite
- → Dauer: Dehnposition für 30 Sekunden auf jeder Seite halten
- → Atme dreimal ca. 5 Sekunden langsam durch die Nase ein und ca. 5 Sekunden durch den Mund aus. Steigere die Intensität der Dehnung schrittweise, indem du beim Ausatmen den Kopf weiter zur Seite neigst

Spezifische Hinweise

- → Nutze die Atemtechnik, falls diese im Übungsprogramm empfohlen wird
- → Um die Dehnung zu verstärken, lege die Handfläche auf die Schläfe

Deine Ausgangsposition

❶ Du beginnst im hüftbreiten Stand. ❷ Lege den linken Handrücken an deinen unteren Rücken. ❸ Ziehe beide Schultern nach hinten und zum Boden. ❹ Dein Blick zeigt nach vorne.

Deine Bewegungsausführung

❺ Neige das rechte Ohr zur linken Schulter. ❻ Drehe den Kopf langsam zur rechten Schulter, sodass sich die Dehnung verstärkt. Halte die Dehnposition für 30 Sekunden und kehre danach in die Ausgangsposition zurück. Wiederhole die Übung anschließend zur linken Seite.

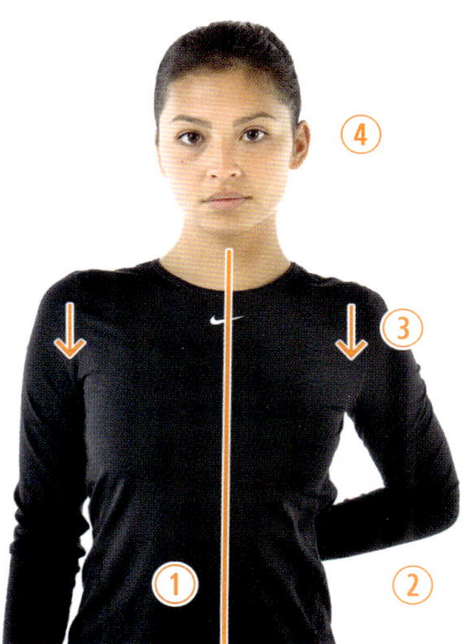

Ausgangsposition

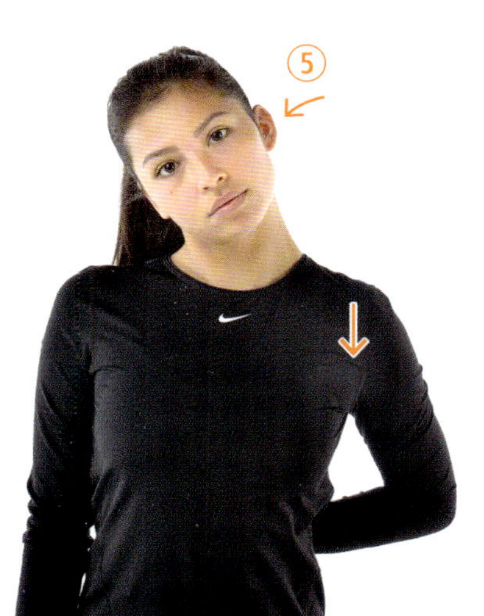

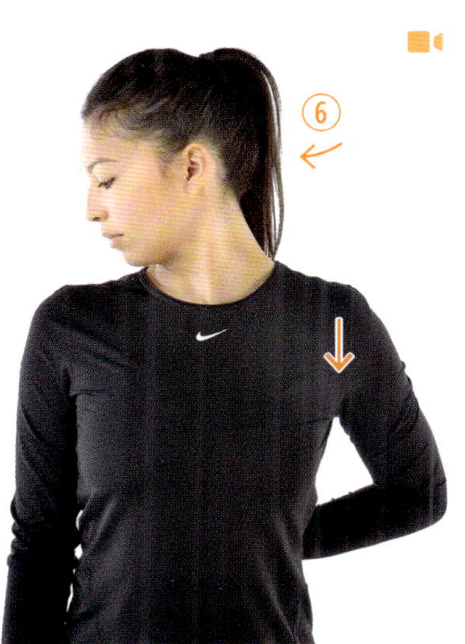

Endposition

2 Gleitende Mobilisation

Muskelaktivität und Bewegungsrichtung

- Vor- und Zurückgleiten der Halswirbelsäule durch Aktivierung der tiefen sowie oberflächlichen Beuge- und Streckmuskulatur des Halses
- Dauer: Vorgleiten 1 Sekunde, Zurückgleiten 1 Sekunde
- Atemtechnik: Atme ca. 5 Sek. durch den Mund aus, während du den Kopf nach vorne streckst. Atme ca. 5 Sek. durch die Nase ein, während du den Kopf nach hinten zurückführst

Spezifische Hinweise

- Die Bewegung findet ausschließlich in der Halswirbelsäule statt. Vermeide Nickbewegungen oder ein „Durchrunden" der Brustwirbelsäule
- Nutze die Atemtechnik, falls diese im Übungsprogramm empfohlen wird

Deine Ausgangsposition

(1) Du befindest dich im hüftbreiten Stand und dein Oberkörper ist aufgerichtet. (2) Ziehe beide Schulterblätter leicht nach hinten zur Wirbelsäule zusammen. (3) Dein Blick zeigt nach vorne und (4) die Hände liegen auf der Hüfte.

Deine Bewegungsausführung

Phase 1: (5) Führe den Kopf ca. 2 cm nach vorne. (6) Dein Blick zeigt dabei nach vorne. *Phase 2:* (7) Führe anschließend dein Kinn so weit wie möglich nach hinten, als wolltest du ein Doppelkinn machen. Beginne danach mit der Wiederholung.

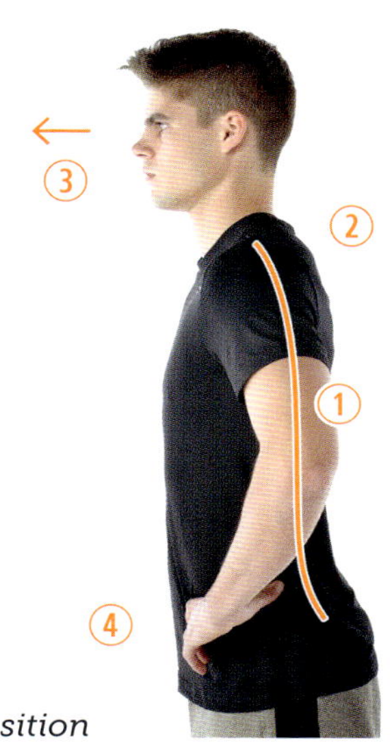

Ausgangsposition

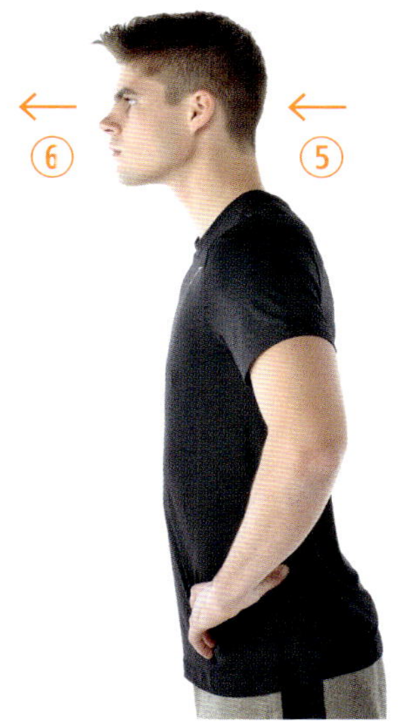

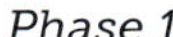

Phase 1

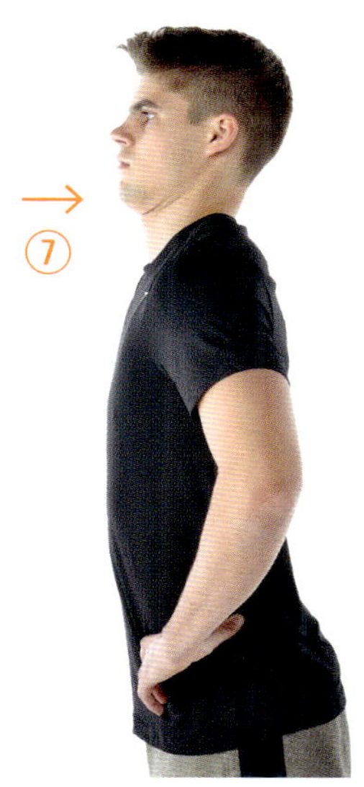

Phase 2

3 Schulterkreisen

Muskelaktivität und Bewegungsrichtung

- Alle Bewegungsrichtungen (Hochziehen, Zurückführen, Herunterdrücken und Vorschieben) des Schultergürtels durch die abwechselnde Aktivierung der Nacken-, Schulter- und Brustmuskulatur
- Dauer: Kreisen nach vorne 1 Sek., Kreisen nach hinten 1 Sek.
- Atemtechnik: Atme langsam über ca. 5 Sekunden durch die Nase ein, während du deine Schultern über hinten nach unten kreist. Atme langsam über ca. 5 Sekunden durch den Mund aus, während du deine Schultern über vorne nach oben kreisen

Spezifische Hinweise

- Kreise deinen Schultergürtel so ausführlich wie möglich und versuche, das Bewegungsausmaß mit jeder Wiederholung zu vergrößern
- Nutze die Atemtechnik, falls diese im Übungsprogramm empfohlen wird

Deine Ausgangsposition

(1) Du beginnst im hüftbreiten Stand oder Sitz. (2) Dein Blick zeigt während der gesamten Übung nach vorne.

Deine Bewegungsausführung

Phase 1: (3) Beginne das Kreisen, indem du die Schulterblätter nach hinten zusammenführst und drücke die Schultern anschließend nach unten in Richtung Boden. *Phase 2:* (4) Führe die Schulterblätter über vorne nach oben und beginne die Wiederholung. Kreise die Schultern danach in die entgegengesetzte Richtung.

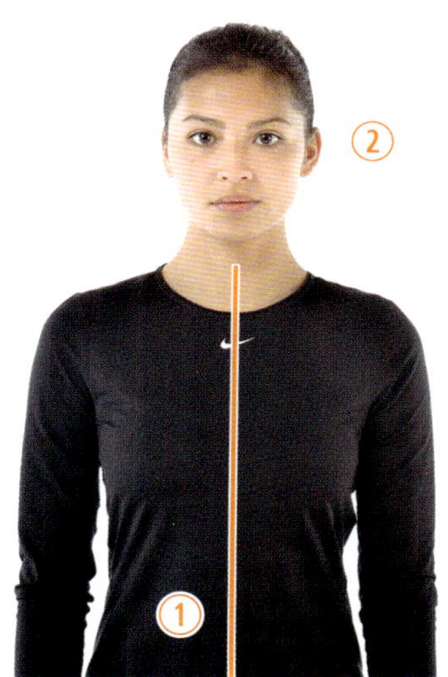

Ausgangsposition

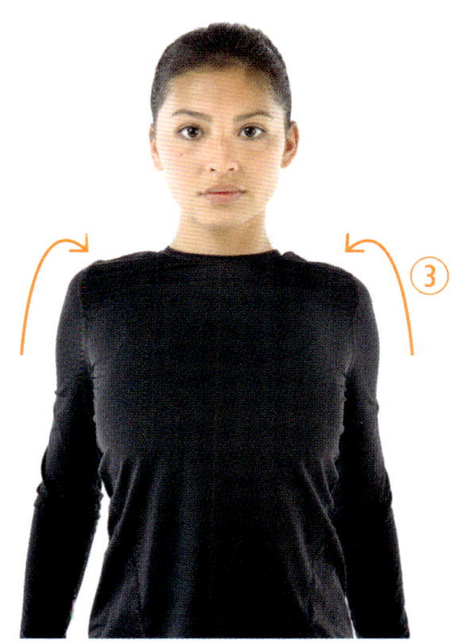

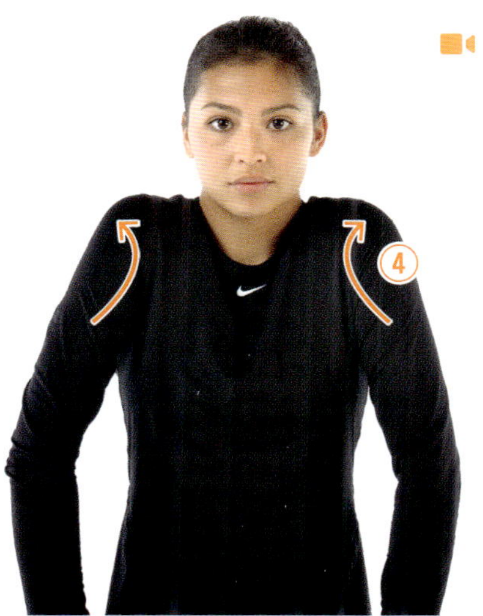

Phase 1

Phase 2

4 Rotationsübung

Muskelaktivität und Bewegungsrichtung

- Seitdrehung der Halswirbelsäule durch Aktivierung der hinteren und seitlichen Nackenmuskulatur. Durch den großen Bewegungsumfang bewirkt diese Übung in erster Linie eine Mobilisation deiner Halswirbelsäule
- Dauer: Drehung zur Seite 1 Sekunde, Drehung zur Mitte 1 Sekunde

Spezifische Hinweise

- Führe zu Beginn die Drehung in begrenztem Umfang aus (ca. 60°) und vergrößere allmählich das Bewegungsausmaß
- Versuche, während der gesamten Übung ein leichtes Doppelkinn zu formen, um ein Überstrecken der Halswirbelsäule zu vermeiden

Deine Ausgangsposition

❶ Du befindest dich in Rückenlage auf deiner Matte. ❷ Dein Blick zeigt zur Decke. ❸ Ziehe dein Kinn leicht zu dir heran, als wolltest du ein Doppelkinn machen.

Deine Bewegungsausführung

Phase 1: ❹ Beginne deinen Kopf nach links zu rotieren, indem dein Blick zur linken Seite wandert. Achte darauf, den Kopf nur bis zur Schmerzgrenze und zu Beginn maximal bis ca. 60° zu drehen.
Phase 2: ❺ Wiederhole die Kopfdrehung zur rechten Seite. Starte anschließend die Wiederholung und steigere das Bewegungsausmaß schrittweise bis zu deiner Schmerzgrenze.

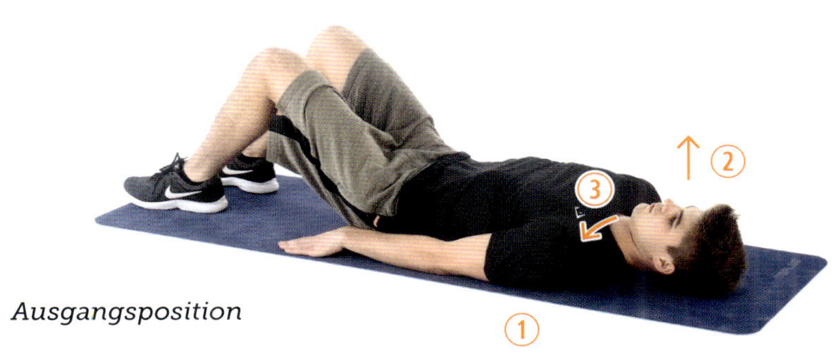

Ausgangsposition

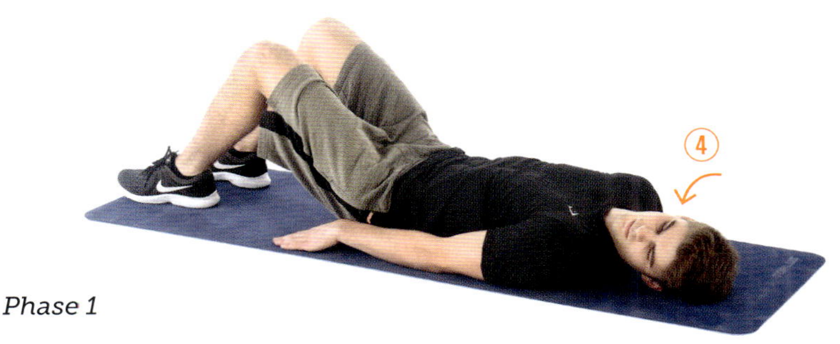

Phase 1

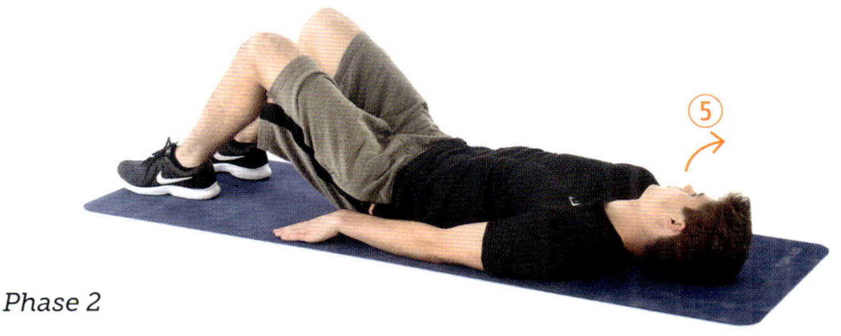

Phase 2

5 Kopfkreisen

Muskelaktivität und Bewegungsrichtung

- Alle Bewegungsrichtungen (Seitneigung, Beugung, Streckung und Rotation) der Halswirbelsäule durch die Aktivierung der Nacken- und Halsmuskulatur. Durch den großen Bewegungsumfang bewirkt diese Übung eine Mobilisation deiner Halswirbelsäule
- Dauer: Kreisen nach links 1 Sekunde, Kreisen nach rechts 1 Sekunde

Spezifische Hinweise

- Versuche, das Bewegungsausmaß mit jeder Wiederholung zu vergrößern. Stelle dir hierzu vor, wie du mit der Nasenspitze immer größer werdende Kreise in die Luft malst
- Eine zusätzliche Dehnung der Hals- und Nackenmuskulatur erreichst du, indem du deine Schulter nach unten drückst, während du deinen Kopf zur gegenüberliegenden Seite neigst

Deine Ausgangsposition

1 Du beginnst im aufrechten Stand und 2 dein Blick zeigt nach vorne. 3 Ziehe beide Schulterblätter nach unten.

Deine Bewegungsausführung

Phase 1: 4 Beginne mit dem Kopfkreisen, indem du das Kinn auf die Brust legst und anschließend deinen Kopf zur linken Seite neigst. *Phase 2:* 5 Führe anschließend deinen Kopf nach hinten und kreise deinen Kopf über die rechte Seite nach vorne unten, bis dein Kinn wieder auf der Brust liegt. Starte die Übung von Neuem und kreise anschließend in die entgegengesetzte Richtung.

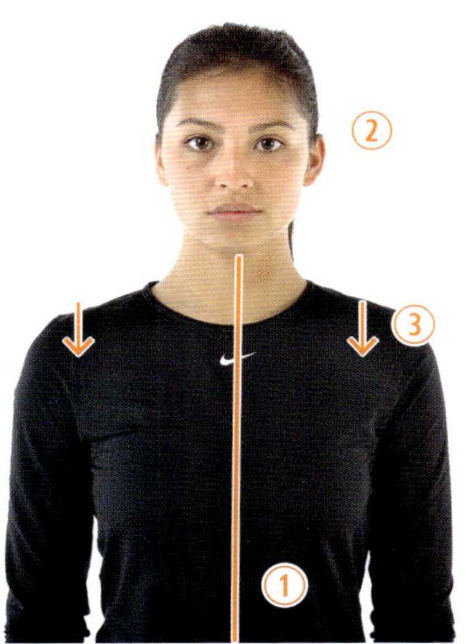

Ausgangsposition

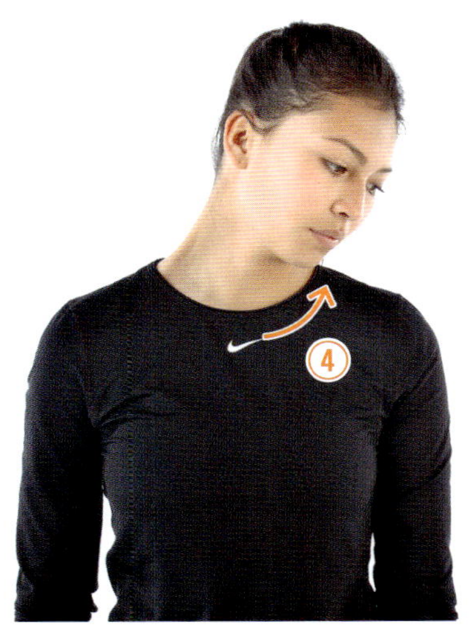

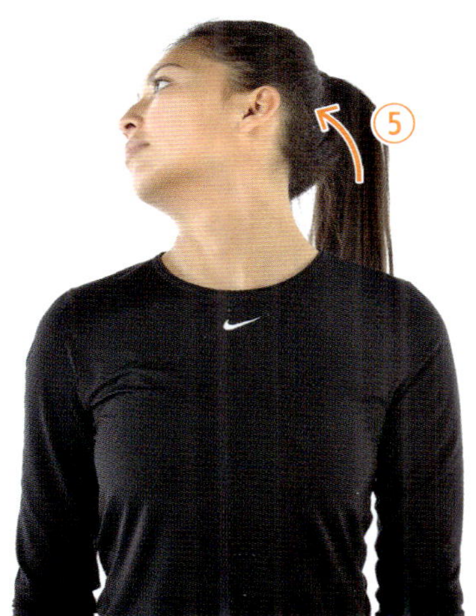

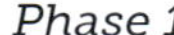

Phase 1

Phase 2

6 Kleine Halsmuskulatur (Vorderseite)

Muskelaktivität und Bewegungsrichtung

- Beugung der Halswirbelsäule durch Aktivierung der vorderen Halsmuskulatur
- Dauer: Anheben 1 Sekunde, Absenken 1 Sekunde

Spezifische Hinweise

- Falls es dir schwerfällt, die Ausgangsposition einzunehmen, kannst du als Referenzpunkt ein gefaltetes Handtuch zwischen Hinterkopf und Boden platzieren. Allerdings sollte der Kopf nicht abgelegt, sondern aktiv gehalten werden
- Falls die Übung schwerfällt, kannst du die Übung alternativ auf einem Gymnastikball (ca. 75 cm) ausführen. Lege hierzu den oberen Rücken auf dem Gymnastikball ab. Die Bewegungsausführung ist die Gleiche wie unten beschrieben

Deine Ausgangsposition

❶ Du beginnst in Rückenlage. ❷ Dein Blick zeigt zur Decke. ❸ Ziehe dein Kinn zu dir heran, als wolltest du ein Doppelkinn machen und ❹ hebe deinen Kopf ca. 2 cm vom Boden ab, sodass sich die Halswirbelsäule in Verlängerung der Brustwirbelsäule befindet.

Deine Bewegungsausführung

❺ Hebe deinen Kopf ca. 2 cm nach vorne in Richtung Decke an. ❻ Dein Blick zeigt nach oben und ❼ deine Schulterblätter bleiben am Boden liegen. Führe den Kopf langsam zurück in die Ausgangsstellung und starte die Wiederholung, ohne den Kopf abzulegen.

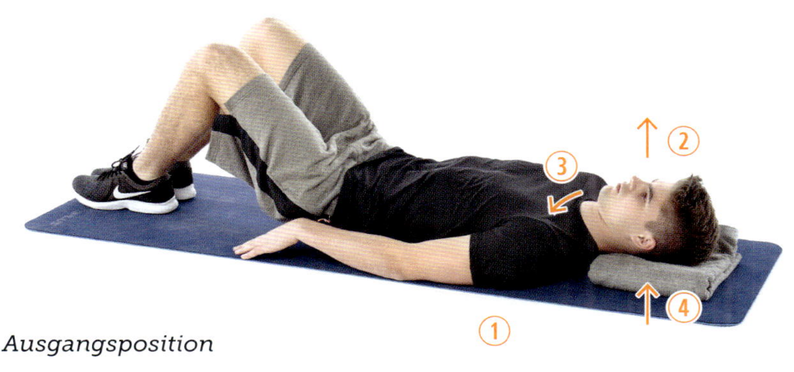

Ausgangsposition

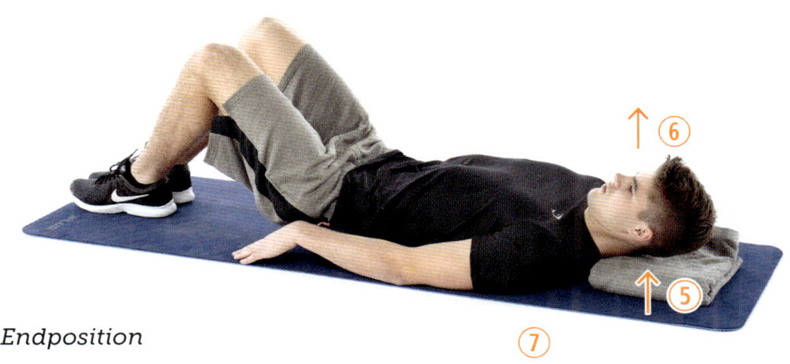

Endposition

7 Kleine Halsmuskulatur (Rückseite)

Muskelaktivität und Bewegungsrichtung

- Streckung der Halswirbelsäule durch Aktivierung der oberflächlichen hinteren Halsmuskulatur und der tiefgelegenen vorderen Halsmuskulatur
- Dauer: Anheben 1 Sekunde, Absenken 1 Sekunde

Spezifische Hinweise

- Versuche beim Anheben ein Doppelkinn zu formen, um ein Überstrecken der Halswirbelsäule zu vermeiden
- Falls es dir schwerfällt, die Ausgangsposition einzunehmen, kannst du ein gefaltetes Handtuch als Referenzpunkt unter deine Stirn platzieren. Allerdings sollte der Kopf nicht auf das Handtuch abgelegt, sondern aktiv gehalten werden

Deine Ausgangsposition

(1) Du befindest dich in Bauchlage und deine Stirn liegt auf dem Boden. (2) Verschränke die Hände hinter deinem Rücken ineinander und ziehe sie in Richtung Füße. (3) Hebe den Kopf ca. 2 cm vom Boden an, sodass sich der Hinterkopf auf Höhe deines Schulterblatts befindet.

Deine Bewegungsausführung

(4) Führe dein Kinn näher zum Hals heran, als wolltest du ein Doppelkinn formen und (5) hebe deinen Kopf um wenige Zentimeter an. (6) Dein Blick bleibt zum Boden gerichtet. Senke anschließend deinen Kopf in die Ausgangsposition ab und starte die Wiederholung, ohne den Kopf abzulegen.

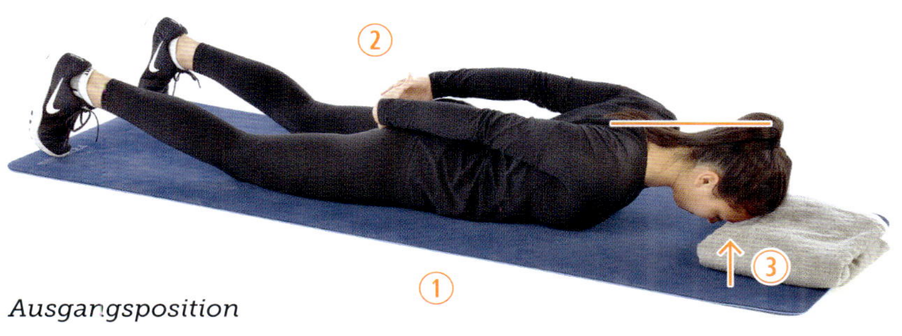

Ausgangsposition

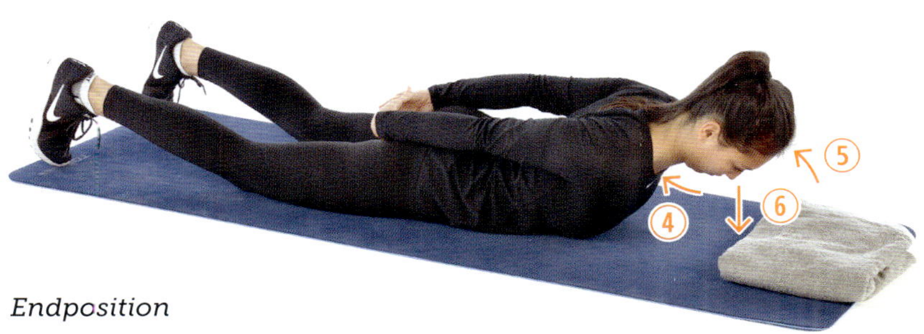

Endposition

8 Dynamische Bewegungskontrolle

Muskelaktivität und Bewegungsrichtung

- Beugung, Streckung und Rotation der Halswirbelsäule durch abwechselnde Aktivierung der vorderen, seitlichen sowie hinteren Nacken- und Halsmuskulatur. Diese Übung fördert die Bewegungskontrolle der Halswirbelsäule
- Dauer: Anheben Kopfes 1 Sekunde, Kreisen des Kopfes in Form einer stehenden „Acht" 4 Sekunden, Drehen des Kopfes zur Seite jeweils 1 Sekunde

Spezifische Hinweise

- Führe die Bewegung so weitläufig wie möglich aus

Deine Ausgangsposition

1 Du beginnst in Rückenlage. 2 Der Blick zeigt zur Decke. 3 Ziehe dein Kinn leicht zu dir heran, als wolltest du ein Doppelkinn machen und 4 hebe den Hinterkopf ca. 2 cm vom Boden an.

Deine Bewegungsausführung

Phase 1: Beschreibe mit deiner Nasenspitze eine stehende „Acht", 5 indem du deinen Blick nach oben zur linken Seite und anschließend über die rechte Seite zurück in die Ausgangsposition führst.
Phase 2: 6 Beschreibe danach den unteren Kreis der „Acht", indem du deinen Blick nach unten zur linken Seite und über die rechte Seite wieder zurück in die Ausgangsposition führst.
Phase 3: 7 Drehe im Anschluss deinen Kopf so weit wie möglich zur linken und danach zur rechten Seite, ohne den Kopf abzulegen. Kehre in die Ausgangsstellung zurück und starte die Wiederholung.

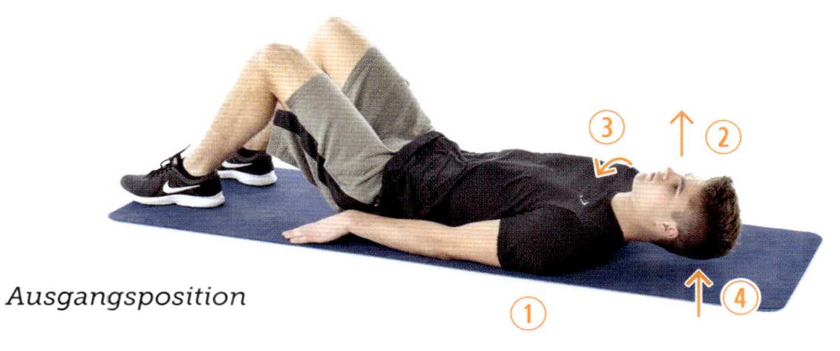

Ausgangsposition

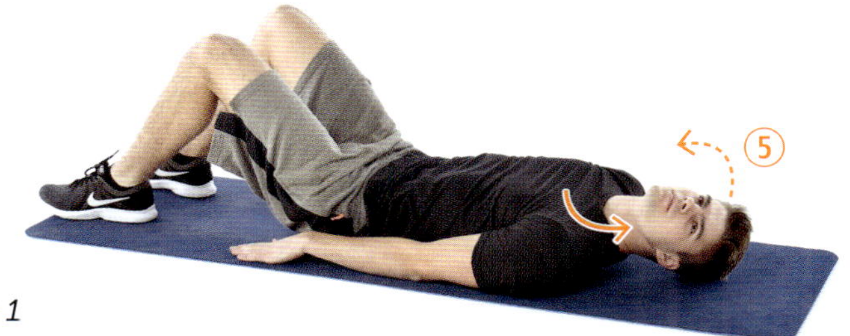

Phase 1

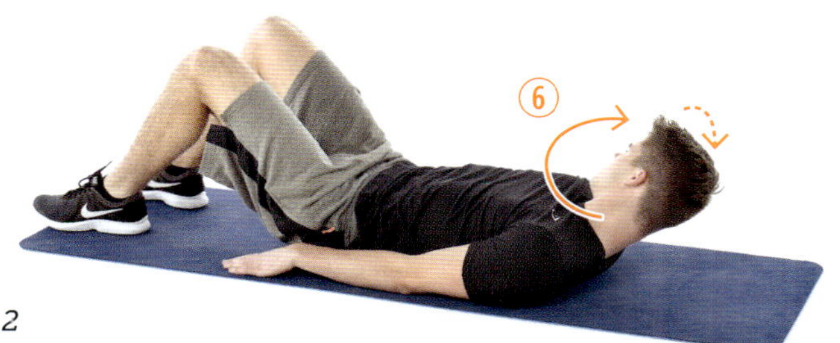

Phase 2

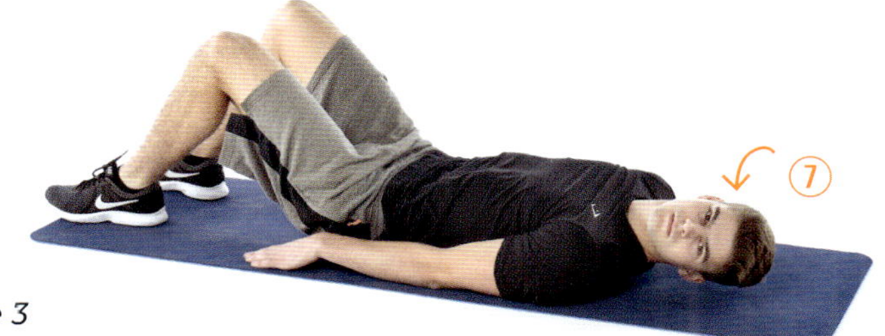

Phase 3

9 Repositionierung des Kopfes

Muskelaktivität und Bewegungsrichtung

- Drehung der Halswirbelsäule durch Aktivierung der Nackenmuskulatur. Diese Übung fördert deine Körperwahrnehmung
- Dauer: Die Bewegungsgeschwindigkeit bestimmst du selbst

Spezifische Hinweise

- Nicht eine hohe Wiederholungsanzahl, sondern eine konzentrierte und genaue Bewegungsausführung sind gefragt
- Falls die Übung leichtfällt, kannst du die Übung durch einen instabilen Stand anspruchsvoller gestalten. Führe hierfür die Übung im Einbeinstand oder auf einer weichen Unterlage aus, z. B. Schaumstoffplattform oder einem gefalteten Handtuch
- Für diese Übung benötigst du einen Spiegel und einen Aufkleber. Alternativ kannst du die Markierung mit einem Stift setzen

Deine Ausgangsposition

1 Du stehst eine Armlänge entfernt vor deinem Spiegel. 2 Markiere mithilfe eines Aufklebers den Punkt zwischen deinen Augenbrauen auf der Spiegelfläche und richte deinen Blick auf ihn.

Deine Bewegungsausführung

3 Drehe danach den Kopf und Blick zu einer Seite. 4 Drehe anschließend deinen Kopf zügig und kontrolliert zur Mitte zurück. Ziel ist es, dass sich der markierte Punkt wieder zwischen deinen Augenbrauen befindet. 5 Falls der Punkt nicht mittig zwischen den Augenbrauen liegt, korrigiere deine Kopfstellung. Wiederhole anschließend die Übung zur gegenüberliegenden Seite.

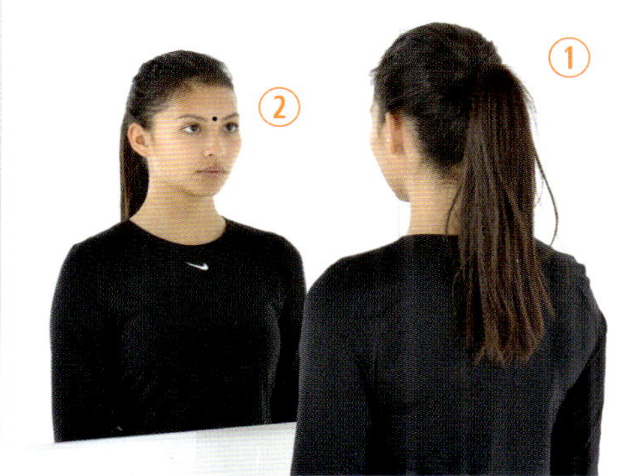

Ausgangsposition

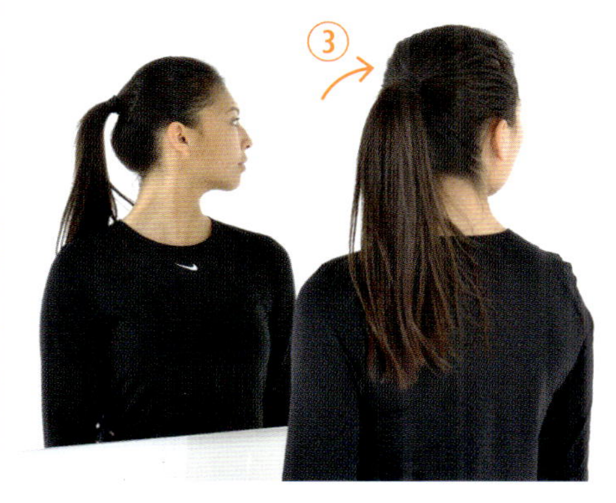

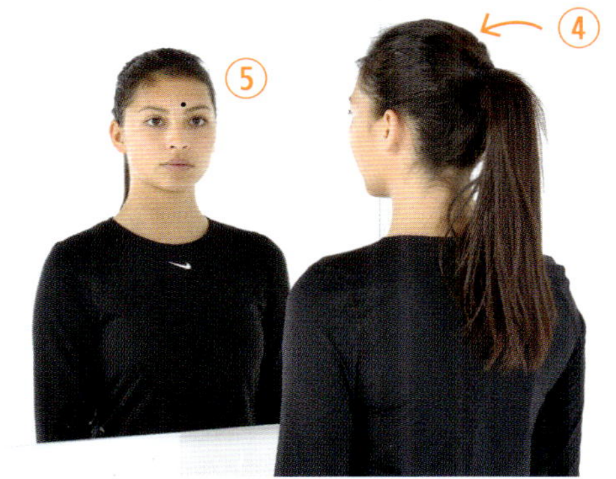

Endposition

10 Vorgleiten

Muskelaktivität und Bewegungsrichtung

- Vorgleiten der Halswirbelsäule durch Aktivierung der vorderen Beugemuskulatur
- Dauer: Vorgleiten 1 Sekunde, Zurückführen 1 Sekunde
- Halte die vorgebeugten Kopfposition für den im Übungsprogramm angegebenen Zeitraum [Abb. *Endposition*]

Spezifische Hinweise

- Achte auf eine aufrechte Körperhaltung und ziehe beide Schulterblätter nach hinten zusammen
- Vermeide jegliche Bewegungen deines Rumpfes, z. B. dich nach vorne zu lehnen
- Für diese Übung benötigst du einen kleinen Gymnastikball (ca. 25 cm). Alternativ kannst du ein festes Kissen nutzen

Deine Ausgangsposition

1 Du beginnst im aufrechten Stand vor einer Wand und fixierst den Gymnastikball mit sanftem Druck zwischen Stirn und Wand, 2 ohne deine Halswirbelsäule nach vorne zu neigen. 3 Dein Blick zeigt geradeaus.

Deine Bewegungsausführung

4 Drücke deine Stirn ca. 2 cm nach vorne gegen den Gymnastikball. 5 Achte darauf, dass weder deine Schultern noch dein Rumpf sich nach vorne neigen. Halte die Kopfposition für den angegebenen Zeitraum. Löse anschließend den Druck und führe den Kopf zurück in die Ausgangsposition. Starte die Wiederholung.

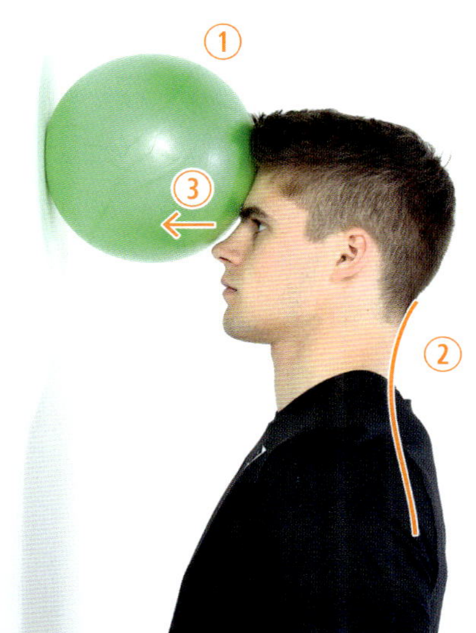

Ausgangsposition

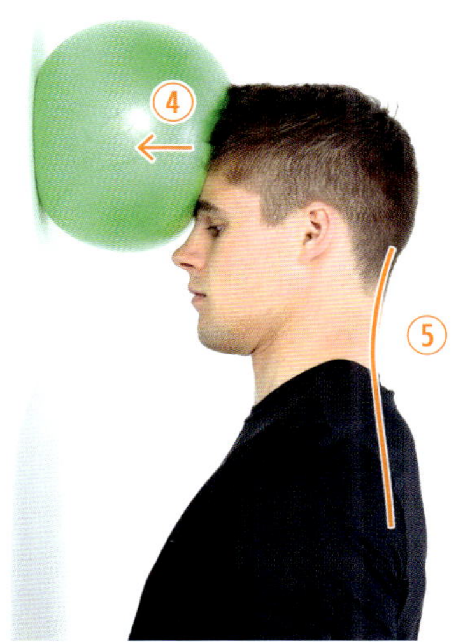

Endposition

11 Zurückgleiten

Muskelaktivität und Bewegungsrichtung

- Zurückgleiten der Halswirbelsäule durch Aktivierung der tiefen Beuge- und oberflächlichen Streckmuskulatur des Halses
- Dauer: Zurückgleiten 1 Sekunde, Vorgleiten 1 Sekunde
- Halte die nach hinten geführte Kopfposition für den im Übungsprogramm angegebenen Zeitraum [Abb. *Endposition*]

Spezifische Hinweise

- Vermeide jegliche Bewegungen deines Rumpfes, z. B. dich nach hinten zu lehnen
- Für diese Übung benötigst du einen kleinen Gymnastikball (ca. 25 cm). Alternativ kannst du ein festes Kissen oder gefaltetes Handtuch benutzen

Deine Ausgangsposition

1 Du beginnst im aufrechten Stand mit dem Rücken zur Wand.
2 Fixiere den Gymnastikball mit sanftem Druck zwischen deinem Hinterkopf und Wand, ohne deinen Kopf nach hinten zu neigen.
3 Dein Blick zeigt geradeaus.

Deine Bewegungsausführung

4 Ziehe dein Kinn heran, als wolltest du ein Doppelkinn formen
5 Drücke deinen Hinterkopf um ca. 2 cm nach hinten gegen den Gymnastikball und halte die Kopfposition für den angegebenen Zeitraum. Löse anschließend den Druck und führe den Kopf langsam zurück in die Ausgangsposition. Starte die Wiederholung.

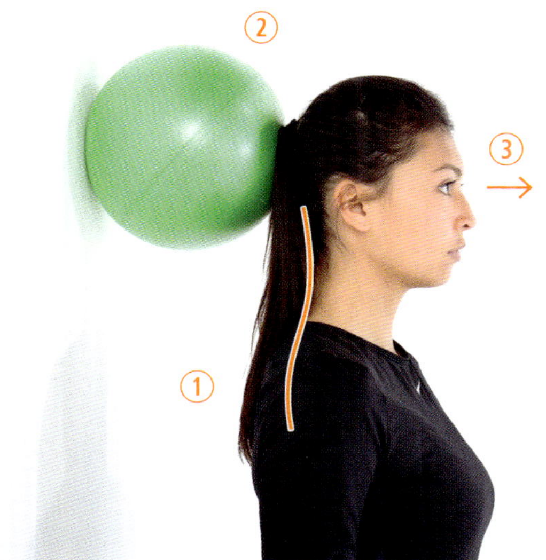

Ausgangsposition

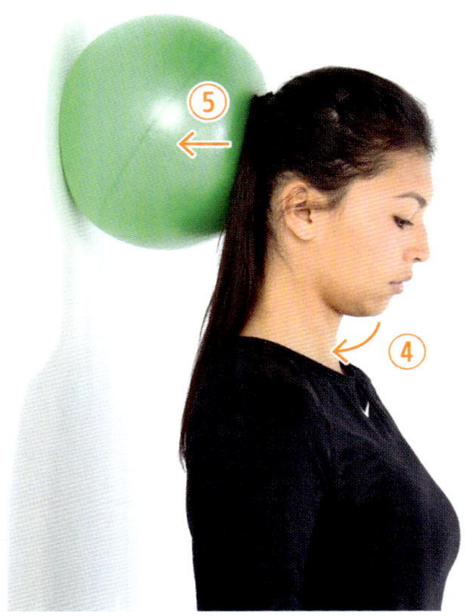

Endposition

12 Seitneigung

Muskelaktivität und Bewegungsrichtung

- Seitneigung der Halswirbelsäule durch Aktivierung der seitlichen Hals- und Nackenmuskulatur
- Dauer: Seitneigung 1 Sekunde, Zurückführen 1 Sekunde
- Halte die zur Seite geneigte Kopfposition für den im Übungsprogramm angegebenen Zeitraum [Abb. *Endposition*]

Spezifische Hinweise

- Achte auf eine aufrechte Körperhaltung und ziehe beide Schulterblätter nach hinten zusammen
- Vermeide jegliche Bewegungen deines Rumpfes, z. B. dich zur Seite zu lehnen
- Für diese Übung benötigst du einen kleinen Gymnastikball (ca. 25 cm). Alternativ kannst du ein festes Kissen oder gefaltetes Handtuch nutzen

Deine Ausgangsposition

1 Du beginnst im aufrechten Stand mit der Körperseite zur Wand gedreht. 2 Fixiere den Gymnastikball mit sanftem Druck zwischen deiner Schläfe und Wand, ohne den Kopf zur Seite zu neigen. 3 Dein Blick zeigt geradeaus. 4 Ziehe dein Kinn sanft zu dir heran, als wolltest du ein Doppelkinn formen.

Deine Bewegungsausführung

5 Drücke deine Schläfe um ca. 2 cm in den Gymnastikball. 6 Dein Blick zeigt stets nach vorne. Halte die Kopfposition für den angegebenen Zeitraum. Löse anschließend den Druck und führe den Kopf langsam zurück in die Ausgangsposition. Starte die Wiederholung und wechsle anschließend die Seite.

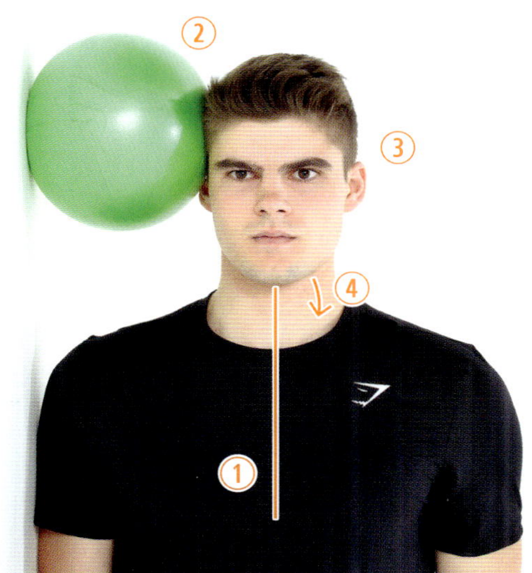

Ausgangsposition

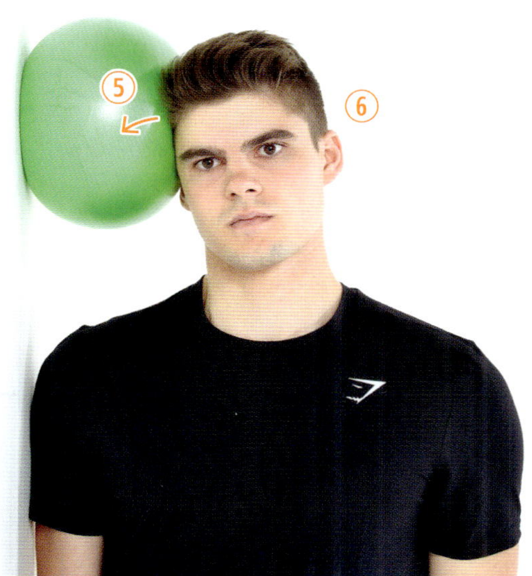

Endposition

13 Kreuzheben

Muskelaktivität und Bewegungsrichtung

- → Streckung der Wirbelsäule und Stabilisierung des Rumpfes durch die Aktivierung der Rumpfmuskulatur
- → Dauer: Vorbeugen 1 Sekunde, Aufrichten und Zusammenziehen der Schulterblätter 2 Sekunden

Spezifische Hinweise

- → Achte auf eine kontrollierte Bewegungsausführung und vermeide es, die Schulter zu den Ohren hochzuziehen
- → Für diese Übung benötigst du 2 leichte bis mittelschwere Kurzhanteln. Alternativ kannst du gefüllte Wasserflaschen nutzen

Deine Ausgangsposition

1 Du beginnst im hüftbreiten Stand. 2 Mit gestreckten Armen hälst du die Kurzhanteln neben deinem Rumpf. 3 Der Blick zeigt nach vorne. 4 Ziehe den Bauchnabel nach innen zur Wirbelsäule.

Deine Bewegungsausführung

Phase 1: 5 Beuge die Knie und neige dabei den Oberkörper mit gestreckter Wirbelsäule nach vorne. 6 Deine gestreckten Arme wandern dicht entlang der Beine bis knapp unterhalb der Kniescheiben.
Phase 2: 7 Richte dich anschließend auf, bis die Kurzhanteln auf Höhe des Oberschenkels sind. 8 Hebe die Kurzhanteln bis zur Taille, indem du die Schulterblätter zueinander ziehst. Richte dich danach in die Ausgangsposition auf und starte die Wiederholung.

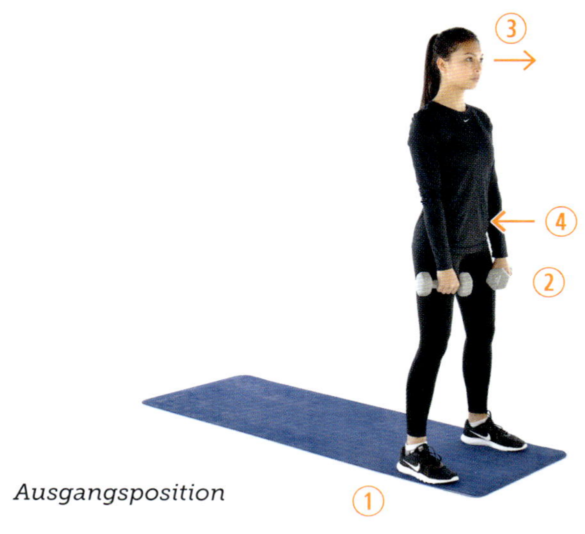

Ausgangsposition

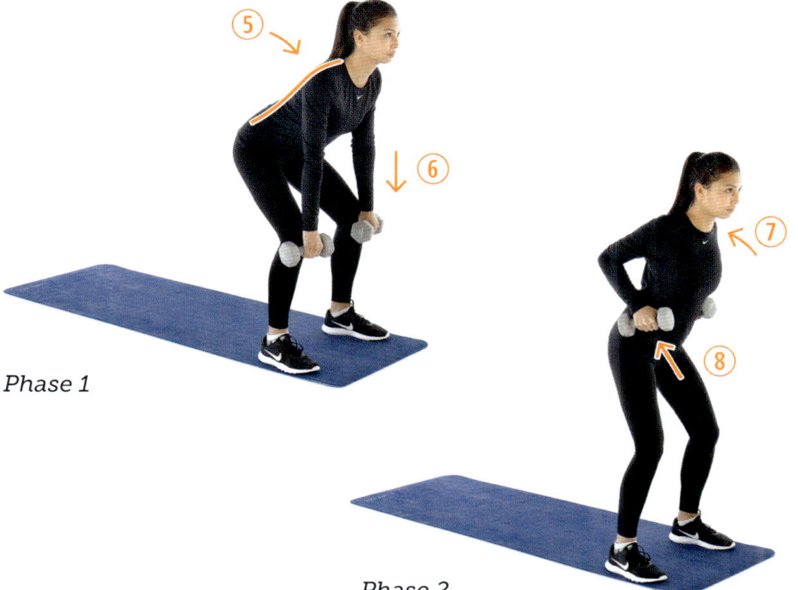

Phase 1

Phase 2

14 Klimmzug

Muskelaktivität und Bewegungsrichtung

- Armbeugung und Zusammenführung der Schulterblätter durch Aktivierung der Schulter-, Arm-, Brust- und Rückenmuskulatur sowie Rumpfstabilisation durch statische Aktivierung der Bauchmuskulatur
- Dauer: Hochziehen 1 Sekunde, Absenken 1 Sekunde

Spezifische Hinweise

- Falls die Übung schwerfällt, greife die Klimmzugstange enger und so, dass die Handflächen zu dir zeigen. Dieser Klimmzuggriff beansprucht stärker deinen Oberarmmuskel (M. biceps femoris) und fällt den meisten Menschen leichter
- Für diese Übung benötigst du eine Klimmzugstange

Deine Ausgangsposition

1 Du stehst unterhalb der Klimmzugstange. 2 Greife die Klimmzugstange mit gestreckten Armen etwas weiter als schulterbreit, deine Handflächen zeigen nach vorne. 3 Dein Blick ist nach vorne gerichtet. Du kannst deine Beine entweder nach vorne austrecken, sodass sich die Füße in der Luft befinden oder die Kniegelenke beugen und die Knöchel hinter deinem Rücken überkreuzen.

Deine Bewegungsausführung

4 Ziehe deine Schulterblätter kräftig nach unten und 5 beuge deine Ellenbogen, um dich so weit nach oben zu ziehen, bis dein Kinn auf Höhe der Klimmzugstange ist. Senke danach deinen Rumpf langsam in die Ausgangsposition ab. Wiederhole die Übung. *Tipp:* Atme beim Hochziehen aus und beim Absenken ein.

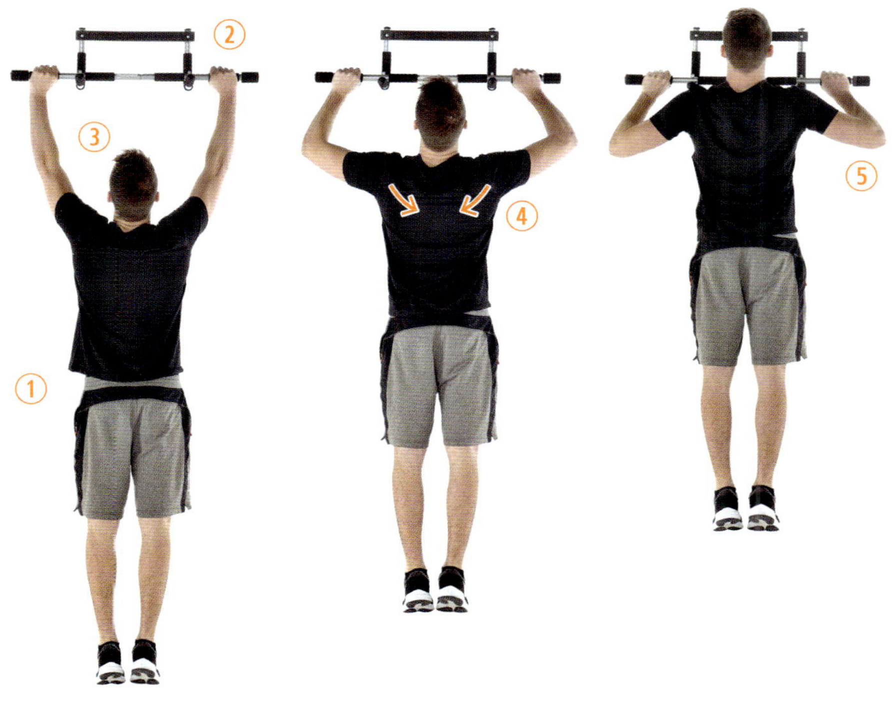

Ausgangsposition

Endposition

15 Klimmzug – einfache Variante

Muskelaktivität und Bewegungsrichtung

- Armbeugung und Zusammenführung der Schulterblätter durch Aktivierung der Schulter-, Arm-, Brust- und Rückenmuskulatur sowie Rumpfstabilisation durch statische Aktivierung der Bauchmuskulatur
- Dauer: Hochziehen 1 Sekunde, Absenken 1 Sekunde

Spezifische Hinweise

- Für diese Übung benötigst du eine Klimmzugstange. Alternativ finden sich häufig Klimmzugstangen auf öffentlichen Fitnesspfaden
- Versuche, dich schrittweise weniger mit den Beinen abzudrücken und stattdessen die Arm- und Schultermuskulatur zu nutzen

Deine Ausgangsposition

(1) Du befindest dich in der Hocke unterhalb der Klimmzugstange. (2) Greife die Klimmzugstange mit gestreckten Armen etwas weiter als schulterbreit, die Handflächen zeigen nach vorne. (3) Dein Blick zeigt nach vorne. (4) Halte die Körperspannung, indem du deinen Bauchnabel nach innen zur Wirbelsäule ziehst.

Deine Bewegungsausführung

(5) Ziehe deine Schulterblätter kräftig nach unten und (6) beuge deine Ellenbogen, um dich so weit nach oben zu ziehen, bis dein Kinn auf Höhe der Klimmzugstange ist. Unterstütze die Bewegung, indem du dich gleichzeitig mit den Beinen vom Boden abdrückst. Senke deinen Rumpf wieder nach unten ab, bis du in der Ausgangsposition bist und starte die Wiederholung.

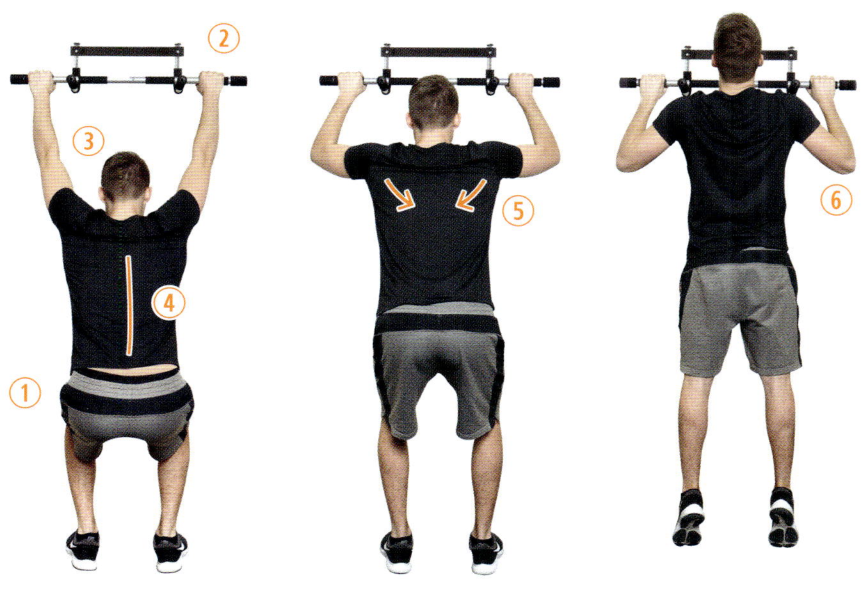

Ausgangsposition

Endposition

16 Ausfallschritt

Muskelaktivität und Bewegungsrichtung

- Hüft- und Kniestreckung durch Aktivierung der Oberschenkel- und Gesäßmuskulatur
- Dauer: Absenken 1 Sekunde, Aufrichten 1 Sekunde

Spezifische Hinweise

- Vermeide das Gleiten des vorderen Kniegelenks zu weit nach vorne über den Mittelfuß. Hierfür kannst du die Schrittlängen vergrößern. Achte außerdem darauf, die Schulterblätter nicht zu den Ohren hochzuziehen
- Für diese Übung benötigst du zwei leichte bis mittelschwere Kurzhanteln. Alternativ kannst du als Zusatzgewicht zwei gefüllte Wasserflaschen nutzen

Deine Ausgangsposition

1 Du beginnst im aufrechten Stand. 2 Die Kurzhanteln hältst du mit nach vorne gestreckten Armen auf Brusthöhe. 3 Dein Blick zeigt nach vorne. 4 Ziehe den Bauchnabel nach innen, um Rumpfspannung aufzubauen.

Deine Bewegungsausführung

5 Setze den rechten Fuß mit einem großen Schritt nach hinten und 6 strecke die Arme zu den Seiten aus. 7 Senke anschließend den Rumpf nach unten, indem du deine Knie beugst. Stoppe die Bewegung, kurz bevor dein rechtes Knie den Boden berührt. Drücke dich kraftvoll mit den Beinen ab, um den rechten Fuß mit einem großen Schritt nach vorne zu setzen und führe die Arme gleichzeitig vor die Brust. Wiederhole die Übung mit dem anderen Bein.

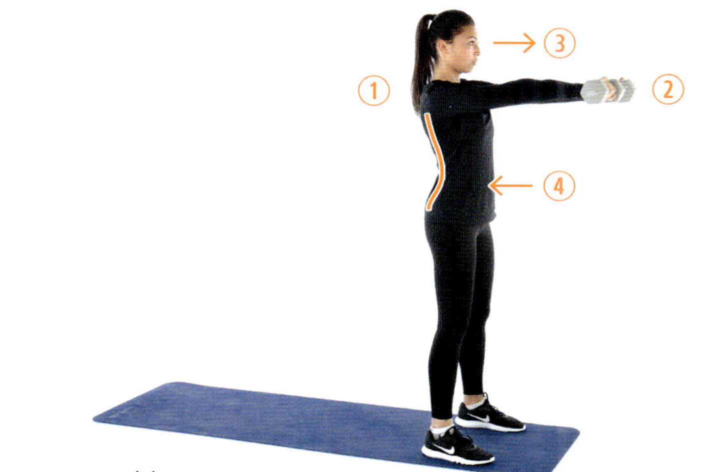

Ausgangsposition

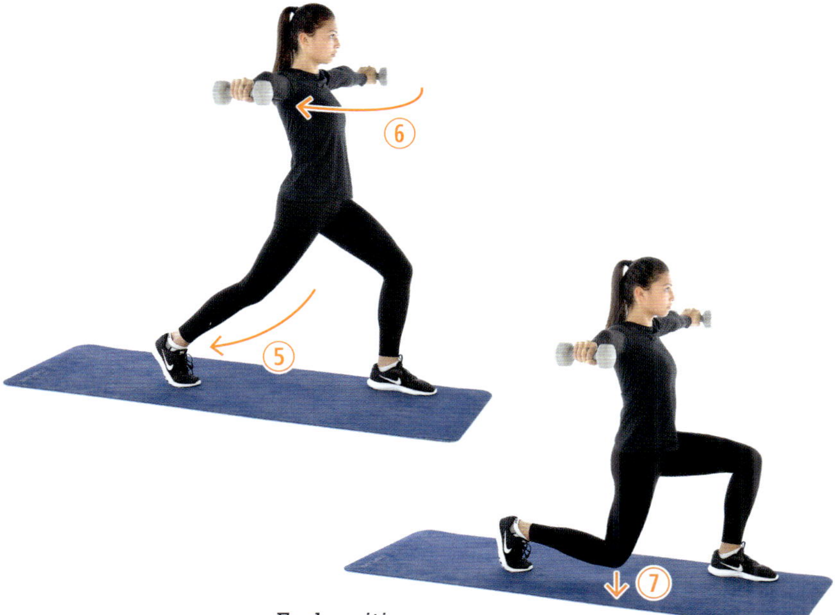

Endposition

17 Seitheben

Muskelaktivität und Bewegungsrichtung

- Seitliches Heben der Arme durch die Aktivierung der Schulter- und Nackenmuskulatur sowie Rumpfstabilisation durch statische Aktivierung der geraden Bauch- und Rückenmuskulatur
- Dauer: Heben 1 Sekunde, Senken 1 Sekunde

Spezifische Hinweise

- Falls die Übung schwerfällt, kannst du deine Ellenbogen leicht gebeugt halten
- Achte darauf, dass sich dein Rumpf nicht mitbewegt und vermeide das Hochziehen der Schulterblätter zu den Ohren
- Für diese Übung benötigst du zwei leichte Kurzhanteln und eine instabile Unterlage, z. B. ein Bosu-Ball. Alternativ kannst du gefüllte Wasserflaschen als Zusatzgewichte und ein gefaltetes Handtuch als instabilen Untergrund nutzen

Deine Ausgangsposition

❶ Du beginnst im schulterbreiten Stand auf dem instabilen Untergrund. ❷ Deine Knie sind leicht gebeugt und ❸ die Kurzhanteln hältst du mit gestreckten Armen dicht am Körper. ❹ Ziehe das Kinn leicht zur Brust heran, als wolltest du ein Doppelkinn formen.

Deine Bewegungsausführung

❺ Hebe die gestreckten Armen seitlich neben dem Körper an, bis sich die Handgelenke auf Schulterhöhe befinden. ❻ Deine Handflächen zeigen dabei zum Boden. Achte darauf, deinen Oberkörper nicht nach vorne zu neigen und ziehe die Schulterblätter nach hinten zueinander. Senke anschließend die gestreckten Arme ab und starte die Wiederholung.

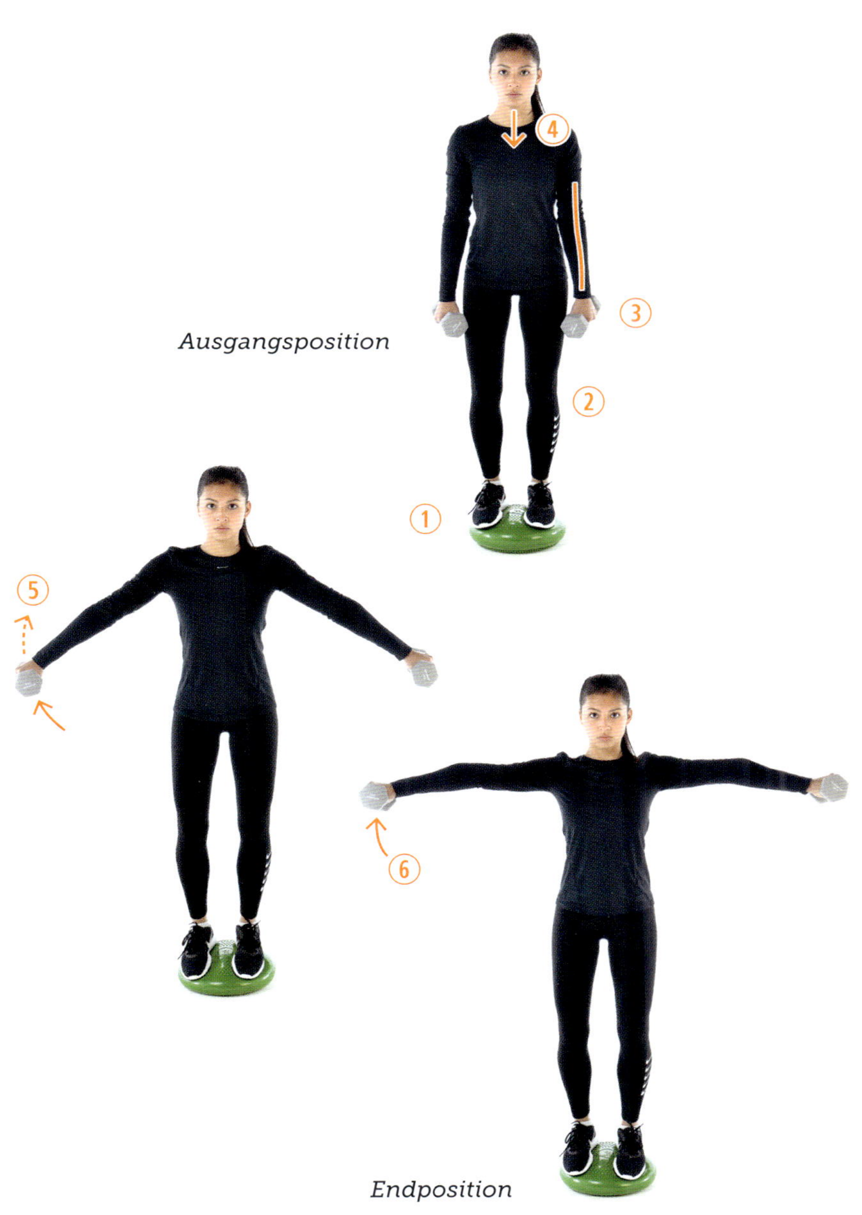

Ausgangsposition

Endposition

18 Kombinationsübung

Muskelaktivität und Bewegungsrichtung

- → Streckung der Wirbelsäule und Zurückführen der Schulterblätter durch Aktivierung der Nacken- und Schulterblattmuskulatur sowie des Rückenstreckers
- → Dauer: Anheben der Arme und des Kopfes je 1 Sekunde, Rotation des Kopfes je 1 Sekunde, Senken des Kopfes 1 Sekunde

Spezifische Hinweise

- → Für die Steigerung kannst du die Übung mit zwei leichten Kurzhanteln ausführen
- → Falls die Übung schwerfällt, kannst du dich bäuchlings auf einen Gymnastikball (ca. 75 cm) legen. Deine Wirbelsäule ist gestreckt. Der Blick zeigt schräg vor dir zum Boden. Die Arme sind auf Schulterhöhe zu den Seiten ausgestreckt

Deine Ausgangsposition

1 Du liegst bäuchlings auf deiner Matte. 2 Lege deine Stirn auf dem gefalteten Handtuch ab und ziehe das Kinn leicht zur Brust heran, als wolltest du ein Doppelkinn formen. 3 Die Arme sind zu den Seiten ausgestreckt.

Deine Bewegungsausführung

Phase 1: 4 Hebe die gestreckten Arme an, bis sie sich auf Höhe deiner Ohren befinden und 5 ziehe dabei die Schulterblätter in Richtung Wirbelsäule zusammen. 6 Hebe deinen Kopf um ca. 2 cm an. *Phase 2:* 7 Rotiere den Kopf anschließend nach links und rechts. Achte darauf, weiterhin ein Doppelkinn zu formen. Lege Stirn und Arme auf dem Boden ab, bevor du die Übung wiederholst.

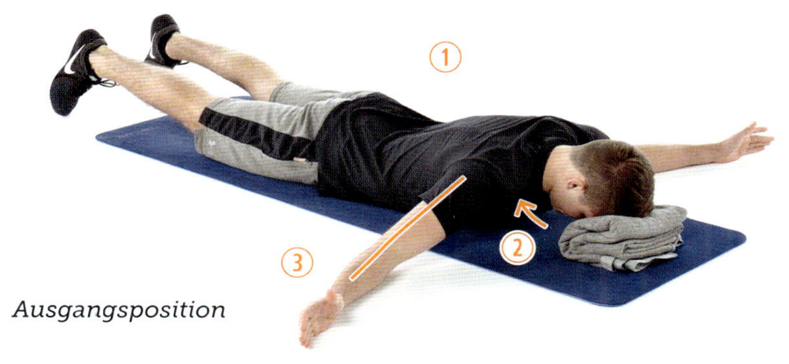

Ausgangsposition

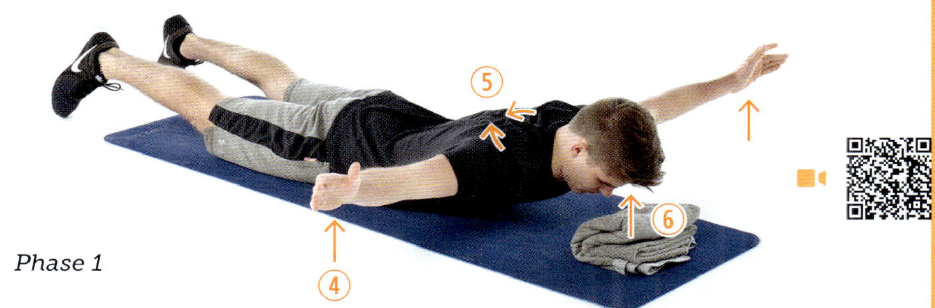

Phase 1

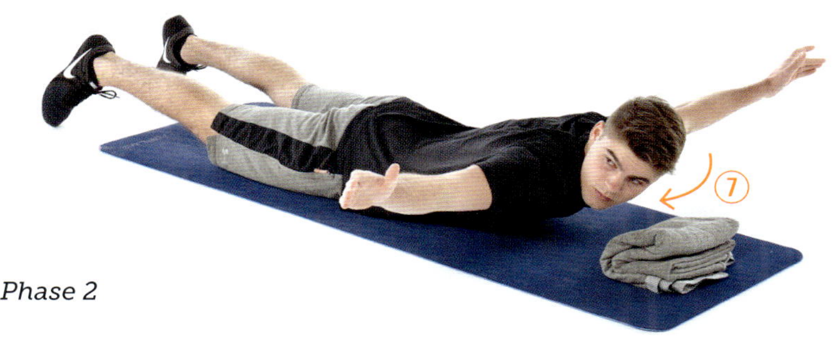

Phase 2

19 Liegende Seitneigung

Muskelaktivität und Bewegungsrichtung

- Seitneigung der Halswirbelsäule durch Aktivierung der Hals- und Nackenmuskulatur
- Dauer: Seitheben 1 Sekunde, Absenken 1 Sekunde
- Halte die seitlich angehobene Kopfposition für den im Übungsprogramm angegebenen Zeitraum [Abb. *Endposition*]

Spezifische Hinweise

- Achte auf eine gerade Position der Halswirbelsäule, indem dein Blick stets nach vorne zeigt und das Kinn leicht zur Brust herangezogen ist, als wolltest du ein Doppelkinn formen
- Falls es dir schwerfällt, die Ausgangsposition einzunehmen, kannst du als Referenzpunkt ein gefaltetes Handtuch zwischen deine Schläfe und Boden platzieren. Der Kopf sollte nicht abgelegt, sondern aktiv gehalten werden

Deine Ausgangsposition

❶ Du beginnst in Seitlage auf deiner Matte, ❷ die Arme sind vor deiner Brust verschränkt. ❸ Hebe den Kopf ca. 5 cm an, sodass er sich mittig zwischen beiden Schulterblättern befindet. ❹ Dein Blick zeigt während der gesamten Übung nach vorne und das Kinn ist leicht zur Brust herangezogen, als wolltest du ein Doppelkinn formen.

Deine Bewegungsausführung

❺ Neige deinen Kopf zur Decke. Halte diese Position für den angegebenen Zeitraum. Senke deinen Kopf langsam in die Ausgangsstellung zurück, ohne ihn auf dem Boden abzulegen und starte die Wiederholung. Drehe dich danach auf die andere Körperseite und beginne die Übung von Neuem.

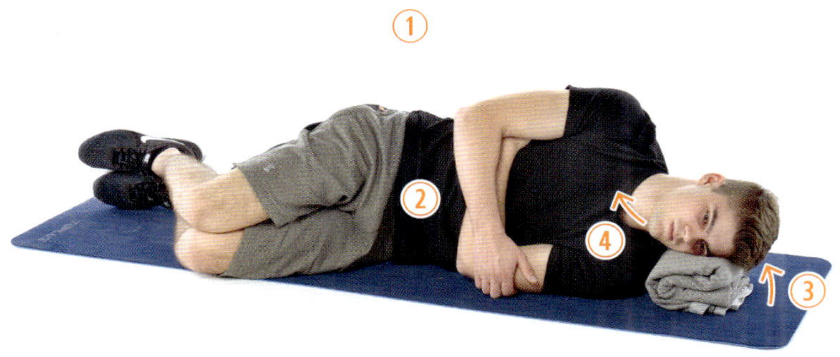

Ausgangsposition

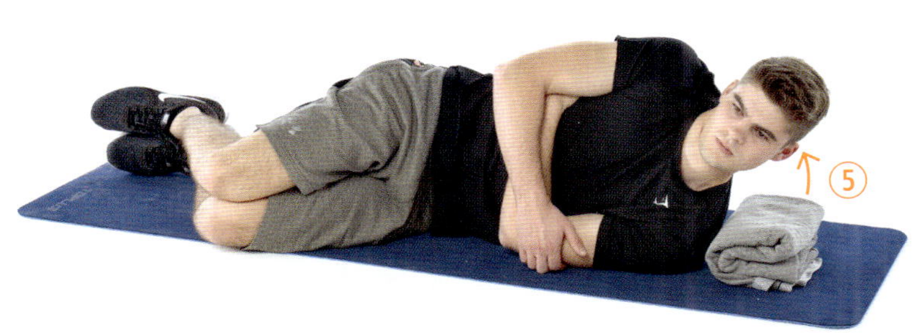

Endposition

Schlusswort

Wir bedanken uns für dein Interesse an den Ansätzen, die wir dir im vorliegenden Ratgeber vermittelt haben, und wünschen uns, dass dich die Lektüre überzeugt und motiviert hat, mithilfe unserer Programme eben diese neuen Wege zu gehen und Kraft, Beweglichkeit und Vertrauen in die Stärke deines Nackens und deiner Halswirbelsäule zurückzugewinnen. Der Inhalt dieses Buches soll dir helfen zu verstehen, dass die Überwindung deiner Nackenschmerzen vor allem durch dich selbst erzielt werden kann. Die daraus entstehenden Vorteile sind überwältigend. Dabei steht natürlich die Effektivität zur Lösung deiner Beschwerden an erster Stelle. Ergänzend kommen aber auch wertvolle Aspekte für unsere Gesellschaft insgesamt zum Tragen. Stetig steigende Gesundheitskosten sind fast schon so etwas wie Normalität, aber bedeuten in der Folge eine immer umfänglicher zu finanzierende Gesundheitsvorsorge für jeden einzelnen Bürger.

Die Motivation, solche Szenarien zur Kenntnis zu nehmen und sich zu fragen „Was kann ich als Einzelner dagegen, aber auch für mich tun?“, hat uns diese Programme zur Selbstbehandlung von Halswirbelsäulenbeschwerden evaluieren lassen. Die Erkenntnisse aus diesem Prozess haben uns von ihrem Nutzen überzeugt und mit diesem Buch wollen wir ihre Verbreitung vorantreiben.

Die konkrete Überlegung „Warum eine langandauernde, medizinische Betreuung von Fachleuten beanspruchen, wenn ich vieles selbstständig und erfolgreich erreichen kann?“ trifft den Kern unseres Anliegens. Gerade im Hinblick auf Nackenschmerzen stimmt die darin enthaltene Aussage tatsächlich mit den Fakten überein.

Nackenbeschwerden sind komplex, aber verlangen deshalb nicht immer und in jedem Fall eine langandauernde Therapie. Alle Erkenntnisse und Erfahrungen weisen maßgeblich auf den Leitsatz hin „Hilf dir selbst!"

In diesem Sinne möchten wir dich ermutigen, deinen Weg zu gehen. Vertraue deinen eigenen Fähigkeiten – genau wie ein Vogel sich auf die Funktion seiner Flügel verlässt, wenn der Ast bricht, auf dem er sitzt.

Literaturnachweise

Armstrong LE, Johnson EC (2018). Water Intake, Water Balance, and the Elusive Daily Water Requirement. Nutrients 10 (12). doi: 10.3390/nu10121928.

Bier JD, Scholten-Peeters WGM, Staal JB, et al. (2018). Clinical Practice Guideline for Physical Therapy Assessment and Treatment in Patients With Nonspecific Neck Pain. Phys Ther 98 (3):162–171. doi: 10.1093/ptj/pzx118.

Bijur PE, Silver W, Gallagher EJ (2001). Reliability of the visual analog scale for measurement of acute pain. Acad Emerg Med 8 (12):1153–1157. doi: 10.1111/j.1553-2712.2001.tb01132.x.

Blanpied PR, Gross AR, Elliott JM, et al. (2017). Neck Pain: Revision 2017. J Orthop Sports Phys Ther 47 (7):A1-A83. doi: 10.2519/jospt.2017.0302.

Bogduk N, Mercer S (2000). Biomechanics of the cervical spine. I: Normal kinematics. Clinical Biomechanics 15 (9):633–648. doi: 10.1016/s0268-0033(00)00034-6.

Bruflat AK, Balter JE, McGuire D, et al. (2012). Stress management as an adjunct to physical therapy for chronic neck pain. Phys Ther 92 (10):1348–1359. doi: 10.2522/ptj.20110489.

Carroll LJ, Holm LW, Hogg-Johnson S, et al. (2008). Course and Prognostic Factors for Neck Pain in Whiplash-Associated Disorders (WAD): Results of the Bone and Joint Decade 2000-2010 Task Force on Neck Pain and Its Associated Disorders. Eur Spine J 17(Suppl 1):83–92. doi: HYPERLINK https://doi.org/10.1007/s00586-008-0628-7.

Casser HR, Graf M, Kaiser U (2019). Schmerzen an der Wirbelsäule. In: Baron R, Koppert W, Strumpf M, et al. (Hrsg.) Praktische Schmerzmedizin. Springer Reference Medizin. Berlin, Heidelberg: Springer-Verlag. doi: 10.1007/978-3-642-54670-9_21-2.

Chen Z, Li X, Pan F, et al. (2018). A retrospective study: Does cigarette smoking induce cervical disc degeneration? Int J Surg 53:269–273. doi: 10.1016/j.ijsu.2018.04.004.

Clemens HJ (1972). Das Kopfgewicht des Menschen – ein biomechanisches Problem. Arch Orthop Unfallchir 73 (3):220–228. doi: 10.1007/BF01880731.

Cresswell C, Galantino ML, Myezwa H (2020). The prevalence of fear avoidance and pain catastrophising amongst patients with chronic neck pain. S Afr J Physiother 76 (1):1326. doi: 10.4102/sajp.v76i1.1326.

Davin S, Wilt J, Covington E, et al. (2014). Variability in the relationship between sleep and pain in patients undergoing interdisciplinary rehabilitation for chronic pain. Pain Med 15 (6):1043–1051. doi: 10.1111/pme.12438.

Deutsche Gesellschaft für Allgemeinmedizin und Familienmedizin (DEGAM) (2016). Nackenschmerzen: AWMF-Registernr.: 053-007. DEGAM-Leitlinie Nr. 13. https://www.awmf.org/uploads/tx_szleitlinien/053-007l_S1_Nackenschmerz_2017-01.pdf. Letzter Aufruf: 13.01.2021.

Ekelund U, Steene-Johannessen J, Brown WJ, et al. (2016). Does physical activity attenuate, or even eliminate, the detrimental association of sitting time with mortality? A harmonised meta-analysis of data from more than 1 million men and women. The Lancet 388 (10051):1302–1310. doi: 10.1016/S0140-6736(16)30370-1.

Elma Ö, Yilmaz ST, Deliens T, et al. (2020). Do Nutritional Factors Interact with Chronic Musculoskeletal Pain? A Systematic Review. J Clin Med 9 (3). doi: 10.3390/jcm9030702.

Fejer R, Leboeuf-Yde C (2012). Does back and neck pain become more common as you get older? A systematic literature review. Chiropr Man Therap 20 (1):24. doi: 10.1186/2045-709X-20-24.

Hidalgo-Peréz A, Fernández-García Á, López-de-Uralde-Villanueva I, et al. (2015). Effectiveness of a motor control therapeutic exercise program combined with motor imagery on the sensorimotor function of the cervical spine: a randomized controlled trial. Int J Sports Phys Ther 10 (6):877–892.

Hochschild J (2019). Grundlagen zur Wirbelsäule, HWS und Schädel, BWS und Brustkorb, obere Extremität, 5., überarbeitete Auflage. Stuttgart: Georg Thieme Verlag.

Hoy D, March L, Woolf A, et al. (2014). The global burden of neck pain: estimates from the global burden of disease 2010 study. Ann Rheum Dis 73 (7):1309–1315. doi: 10.1136/annrheumdis-2013-204431.

Ikemoto T, Miki K, Matsubara T, et al. (2019). Psychological Treatment Strategy for Chronic Low Back Pain. Spine Surg Relat Res 3 (3):199–206. doi: 10.22603/ssrr.2018-0050.

Jackson RP (1992). The facet syndrome. Myth or reality? Clin Orthop Relat Res (279):110–121.

Jeitler M, Brunnhuber S, Meier L, et al. (2015). Effectiveness of jyoti meditation for patients with chronic neck pain and psychological distress-a randomized controlled clinical trial. J Pain 16 (1):77–86. doi: 10.1016/j.jpain.2014.10.009.

Jun D, Zoe M, Johnston V, et al. (2017). Physical risk factors for developing non-specific neck pain in office workers: a systematic review and meta-analysis. Int Arch Occup Environ Health 90 (5):373–410. doi: 10.1007/s00420-017-1205-3.

King W (2007). Acute Pain, Subacute Pain and Chronic Pain. In: Schmidt RF & Willis WD (Hrsg.) Encyclopedia of Pain. Berlin, Heidelberg: Springer-Verlag: 35–36.

Kitaoka Y (2014). McArdle Disease and Exercise Physiology. Biology (Basel) 3 (1):157–166. doi: 10.3390/biology3010157.

Lewis PB, Ruby D, Bush-Joseph CA (2012). Muscle soreness and delayed-onset muscle soreness. Clin Sports Med 31 (2):255–262. doi: 10.1016/j.csm.2011.09.009.

May C, Brcic V, Lau B (2018). Characteristics and complexity of chronic pain patients referred to a community-based multidisciplinary chronic pain clinic. Can J Pain 2 (1):125–134. doi: 10.1080/24740527.2018.1453751.

Mense S (2000). Neurobiologie des Muskelschmerzes. Dtsch Z Sportmed 51 (6):190–195.

McCartney S, Baskerville R, Blagg S, et al. (2018). Cervical radiculopathy and cervical myelopathy: diagnosis and management in primary care. Br J Gen Pract 68 (666):44–46. doi: 10.3399/bjgp17X694361.

O'Riordan C, Clifford A, van de Ven P, et al. (2014). Chronic neck pain and exercise interventions: frequency, intensity, time, and type principle. Arch Phys Med Rehabil 95 (4):770–783. doi: 10.1016/j.apmr.2013.11.015.

Ossipov MH, Dussor GO, Porreca F (2010). Central modulation of pain. J Clin Invest 120 (11):3779–3787. doi: 10.1172/JCI43766.

Penning L (1978). Normal movements of the cervical spine. AJR Am J Roentgenol 130 (2):317–326. doi: 10.2214/ajr.130.2.317.

Piotek S, Toutenhahn J (2006). Physiologie der Wundheilung. In: Lippert H (Hrsg.) Wundatlas, 2. Aufl. Georg Thieme Verlag, Stuttgart. doi: 10.1055/b-002-21509.

Reilly KJ, Moore CA (2003). Respiratory sinus arrhythmia during speech production. J Speech Lang Hear Res 46 (1):164–177. doi: 10.1044/1092-4388-2003/013.

Ridgway E, Baker P, Woods J, et al. (2019). Historical Developments and Paradigm Shifts in Public Health Nutrition Science, Guidance and Policy Actions: A Narrative Review. Nutrients 11 (3). doi: 10.3390/nu11030531.

Russo MA, Santarelli DM, O'Rourke D (2017). The physiological effects of slow breathing in the healthy human. Breathe (Sheff) 13 (4):298–309. doi: 10.1183/20734735.009817.

Scherer M, Plat E, Wollny A. (2009). DEGAM-Leƒitlinie Nr. 13 – Diagnostik und Therapie von Nackenschmerzen. Verfügbar unter https://www.onlinezfa.de/article/degam-leitlinie-nr-13-diagnostik-und-therapie-vonnackenschmerzen/leitlinie-guideline/y/m/179. Letzter Aufruf: 26.07.2021.

Stanley J, Peake JM, Buchheit M (2013). Cardiac parasympathetic reactivation following exercise: implications for training prescription. Sports Med 43 (12):1259–1277. doi: 10.1007/s40279-013-0083-4.

Streifer M, Brown AM, Porfido T, et al. (2019). The Potential Role of the Cervical Spine in Sports-Related Concussion: Clinical Perspectives and Considerations for Risk Reduction. J Orthop Sports Phys Ther 49 (3):202–208. doi: 10.2519/jospt.2019.8582.

Stringer C (2002). Modern human origins: progress and prospects. Philos Trans R Soc Lond B Biol Sci 357 (1420):563–579. doi: 10.1098/rstb.2001.1057.

Tegenthoff M, Badke A, Grifka J, et al. (2020). Beschleunigungstrauma der Halswirbelsäule, S1-Leitlinie. In: Deutsche Gesellschaft für Neurologie (Hrsg.), Leitlinien für Diagnostik und Therapie in der Neurologie. Verfügbar unter: www.dgn.org/leitlinien. Letzter Aufruf: 26.07.2021.

Todd A, McNamara CL, Balaj M, et al. (2019). The European epidemic: Pain prevalence and socioeconomic inequalities in pain across 19 European countries. Eur J Pain 23 (8):1425–1436. doi: 10.1002/ejp.1409.

Treede R-D (2018). The International Association for the Study of Pain definition of pain: as valid in 2018 as in 1979, but in need of regularly updated footnotes. Pain Rep 3 (2):e643. doi: 10.1097/PR9.0000000000000643.

Tsang SMH, Szeto GPY, Lee RYW (2013). Movement coordination and differential kinematics of the cervical and thoracic spines in people with chronic neck pain. Clin Biomech (Bristol, Avon) 28 (6):610–617. doi: 10.1016/j.clinbiomech.2013.05.009.

Turner JC, Patrick H (2008). How Does Motivation Develop and Why Does It Change? Reframing Motivation Research. Educational Psychologist 43 (3):119–131. doi: 10.1080/00461520802178441.

Unsworth A, Dowson D, Wright V (1971). 'Cracking joints'. A bioengineering study of cavitation in the metacarpophalangeal joint. Ann Rheum Dis 30 (4):348–358. doi: 10.1136/ard.30.4.348.

Vyazovskiy VV (2015). Sleep, recovery, and metaregulation: explaining the benefits of sleep. Nat Sci Sleep 7:171–184. doi: 10.2147/NSS.S54036.

Watzl B (2008). Anti-inflammatory effects of plant-based foods and of their constituents. Int J Vitam Nutr Res 78 (6):293–298. doi: 10.1024/0300-9831.78.6.293.

Willett WC, Ludwig DS (2020). Milk and Health. N Engl J Med 382 (7):644–654. doi: 10.1056/NEJMra1903547.

Yaribeygi H, Panahi Y, Sahraei H, et al. (2017). The impact of stress on body function: A review. EXCLI J 16:1057–1072. doi: 10.17179/excli2017-480.

Zebis MK, Andersen CH, Sundstrup E, et al. (2014). Time-wise change in neck pain in response to rehabilitation with specific resistance training: implications for exercise prescription. PLoS One 9 (4):e93867. doi: 10.1371/journal.pone.0093867.

QR-Codes

Videos ausgewählter Übungen und Verlaufsprotokoll

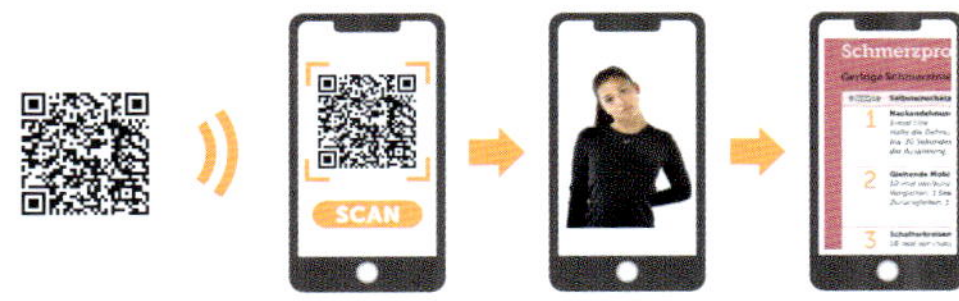

1 **Nackendehnung, S. 144**
http://media.kvm-verlag.de/
DU_BIST_DEIN_EIGENER_THERAPEUT/
Nacken/Nackendehnung.mp4

3 **Schulterkreisen, S. 148**
http://media.kvm-verlag.de/
DU_BIST_DEIN_EIGENER_THERAPEUT/
Nacken/Schulterkreisen.mp4

8 **Dynamische Bewegungskontrolle, S. 158**
http://media.kvm-verlag.de/
DU_BIST_DEIN_EIGENER_THERAPEUT/
Nacken/Dynamische_Bewegungskontrolle.mp4

18 **Kombinationsübung, S. 178**
http://media.kvm-verlag.de/
DU_BIST_DEIN_EIGENER_THERAPEUT/
Nacken/Kombinationsuebung.mp4

19 **Liegende Seitneigung, S. 180**
http://media.kvm-verlag.de/
DU_BIST_DEIN_EIGENER_THERAPEUT/
/Liegende_Seitneigung.mp4

VERLAUFSPROTOKOLL (Blankoformular), S. 69
http://media.kvm-verlag.de/
DU_BIST_DEIN_EIGENER_THERAPEUT/
Nacken/Verlaufsprotokoll.pdf

QR-Codes

Programmseiten (PDF)

SCHMERZPROGRAMM A
(Schmerzintensität Stufe 1–2, S. 76
http://media.kvm-verlag.de/
DU_BIST_DEIN_EIGENER_THERAPEUT/
Nacken/Schmerzprogramm_A.pdf

SCHMERZPROGRAMM B
(Schmerzintensität Stufe 3–5), S. 80
http://media.kvm-verlag.de/
DU_BIST_DEIN_EIGENER_THERAPEUT/
Nacken/Schmerzprogramm_B.pdf

SCHMERZPROGRAMM C
(Schmerzintensität Stufe 6 und mehr), S. 84
http://media.kvm-verlag.de/
DU_BIST_DEIN_EIGENER_THERAPEUT/
Nacken/Schmerzprogramm_C.pdf

PAUSENPROGAMM
(Atem- und Mobilisationsübungen), S. 88
http://media.kvm-verlag.de/
DU_BIST_DEIN_EIGENER_THERAPEUT/
Nacken/Pausenprogramm.pdf

FUNKTIONSPROGRAMM A
(Rotation), S. 100
http://media.kvm-verlag.de/
DU_BIST_DEIN_EIGENER_THERAPEUT/
Nacken/Funktionsprogramm_A.pdf

FUNKTIONSPROGRAMM B
(Beugen/Strecken), S. 104
http://media.kvm-verlag.de/
DU_BIST_DEIN_EIGENER_THERAPEUT/
Nacken/Funktionsprogramm_B.pdf

FUNKTIONSPROGRAMM C
(Statik/Ausdauer), S. 108
http://media.kvm-verlag.de/
DU_BIST_DEIN_EIGENER_THERAPEUT/
Nacken/Funktionsprogramm_C.pdf

FUNKTIONSPROGRAMM D
(Vorbeugung), S. 112
http://media.kvm-verlag.de/
DU_BIST_DEIN_EIGENER_THERAPEUT/
Nacken/Funktionsprogramm_D.pdf

VERHALTENSPROGRAMM A
(Belastungsangst „Rotation"), S. 122
http://media.kvm-verlag.de/
DU_BIST_DEIN_EIGENER_THERAPEUT/
Nacken/Verhaltensprogramm_A.pdf

VERHALTENSPROGRAMM B
(Belastungsangst „Beugen/Strecken"), S. 126
http://media.kvm-verlag.de/
DU_BIST_DEIN_EIGENER_THERAPEUT/
Nacken/Verhaltensprogramm_B.pdf

VERHALTENSPROGRAMM C
(Belastungsangst „Statik/Ausdauer"), S. 130
http://media.kvm-verlag.de/
DU_BIST_DEIN_EIGENER_THERAPEUT/
Nacken/Verhaltensprogramm_C.pdf

ENTSPANNUNGSPROGRAMM
(Atem- und Mobilisationsübungen), S. 134
http://media.kvm-verlag.de/
DU_BIST_DEIN_EIGENER_THERAPEUT/
Nacken/Entspannungsprogramm.pdf

Impressum

Die Deutsche Nationalbibliothek verzeichnet diese Publikation in der Deutschen Nationalbibliografie; detaillierte bibliografische Daten sind im Internet über *http://dnb.d-nb.de* abrufbar.

Anschrift des Verlags:
KVM – Der Medizinverlag, Dr. Kolster Verlags-GmbH
Ifenpfad 2–4, 12107 Berlin

Korrespondenz:
info@kvm-verlag.de

Jeder Anwender sollte sorgsam und verantwortungsvoll mit den Trainingsprogrammen umgehen. Alle Anwendungen erfolgen auf eigene Verantwortung des Benutzers und können keine medizinische Untersuchung ersetzen. Bei länger andauernden Beschwerden suchen Sie bitte Ihren Hausarzt auf.

www.kvm-medizinverlag.de

1. Auflage 2022

Projektleitung: Kathrin Fiedler, Freiburg im Breisgau
Lektorat: Renate Mannaa, Berlin
Foto- und Filmaufnahmen: Martin Kreutter, Marburg (Lahn)
Bildnachweis: S. 27, „Steifer Nacken" © Yurii_Yarema, www.shutterstock.com
Layout und Satz: Gay & Sender, Bremen
Gesamtproduktion: KVM – Der Medizinverlag, Berlin
Druck: GZH d.o.o. (www.gzh.hr), Zagreb
ISBN: 978-3-86867-594-8
Printed in Croatia